Carl-Auer
Fachbücher für jede:n

Agnes Kaiser Rekkas

SELBSTHYPNOSE – THERAPIE IN EIGENREGIE

2023

Reihe »Fachbücher für jede:n«
Reihengestaltung und Satz: Nicola Graf, Freinsheim, www.nicola-graf.com
Umschlaggestaltung: B. Charlotte Ulrich
Umschlagmotiv: © theromb – stock.adobe.com
Redaktion: Uli Wetz
Printed in Germany
Druck und Bindung: CPI books GmbH, Leck

FSC www.fsc.org MIX Papier | Fördert gute Waldnutzung FSC® C083411
CPI klimaneutral Mehr Bäume.Weniger CO_2

Erste Auflage, 2023
ISBN 978-3-8497-0472-8 (Printausgabe)
ISBN 978-3-8497-8428-7 (ePUB)

Bibliografische Information der Deutschen Nationalbibliothek:
Die Deutsche Nationalbibliothek verzeichnet diese Publikation in der Deutschen Nationalbibliografie; detaillierte bibliografische Daten sind im Internet über http://dnb.d-nb.de abrufbar.

Informationen zu unserem gesamten Programm, unseren Autoren und zum Verlag finden Sie unter: **www.carl-auer.de**.
Dort können Sie auch unseren Newsletter abonnieren.

Carl-Auer Verlag GmbH
Vangerowstraße 14 · 69115 Heidelberg
Tel. +49 6221 6438-0 · Fax +49 6221 6438-22
info@carl-auer.de

INHALT

Vorwort

Die schwebende Jungfrau
oder: Das Bügelbrett und meine erste Selbsthypnose

Und immer lag mein Geburtstag mitten in den Sommerferien. So auch mein achter. Das hieß, alle anderen Kinder mussten in brütender Hitze beim Heuen helfen, denn wir schrieben das Jahr 1956, und das tief im Bayerischen Wald. Meine liebe Mutter aber wollte mir diesen so einsamen Tag versüßen und dachte sich etwas aus. Als Pianistin mochte sie Hausarbeit überhaupt nicht, trotzdem besaß sie ein Bügelbrett. So ein altes aus massivem Holz, das man über zwei Stuhllehnen legte. Für ihr Vorhaben brauchte sie noch einen Mitspieler. Da mein Vater – wie immer – mit seinen Patienten Wichtigeres zu tun hatte, engagierte sie mit dem ihr eigenen Charme zum Glück nicht eine der »Heuschrecken« in ihrer ausladenden schwarz-weißen Ordenstracht, sondern Ambrosius, den jungen Krankenhausgärtner, einen gutmütigen Typ von bulliger Statur. Geheimnistuerisch fuhrwerkte sie endlos herum, bis sie mir endlich ihren duftenden Schal um die Augen wand. Offensichtlich ging es jetzt los. Ich wurde mehrfach im Kreis gedreht, bis mir etwas schwindelig wurde. Dann wurde ich in das andere Zimmer geführt. Mit geschlossenen Augen musste ich mich jetzt sehr auf meine Sinne verlassen und die Ohren spitzen, war aber ganz vertrauensvoll. Plötzlich wurde es dann wirklich aufregend, denn ich sollte – immer noch leicht schwindelnd – die Startbahn besteigen für einen Flug ins Weltall. Sowas kannte ich noch nicht. Selbst einen Fernseher hatten nur die Freunde meiner Eltern, dort sah mein Vater manchmal mit Onkel Sepp Fußball und grölte beim Tor wie er. Wir Kinder durften sonntags *Teddy Teddybär* angucken, in schwarz-weiß und mit schlechtem Empfang in diesem Kuhdorf. Was für ein Erlebnis! Aber Flüge ins Weltall ...

Ich hatte auf ein kleines Podest zu klettern und stand zweifelsohne auf etwas Wackeligem. Dies wurde gleich noch wackeliger, denn die Basis, auf der ich stand, hob sich irgendwie an, und ich musste aufpassen, die Balance zu halten. Meine Mutter flötete, es gehe jetzt in die Lüfte. Das spürte ich auch, denn Wind brauste mir um die Ohren und zauste in meinen Haaren. Und ich roch eindeutig, dass ich gerade über der kleinen Brauerei des Ortes hinwegflog (Ambrosius blies feste). Da zwitscherte mir ein Vogel ins Ohr. (Das wiederum kriegte meine Mutter sehr melodisch hin.) Bald flog ich durch eine

Regenwolke, denn ich spürte Wasser auf mich sprühen (Ambrosius hantierte mit dem Wäschebefeuchter). Meine Mutter ließ mich irgendwann wissen, dass ich jetzt schon näher an der Sonne sei, und tatsächlich wurde es heller unter der Augenbinde, und irgendwie kam es mir auch wärmer vor (die Tischlampe wurde auf mich gerichtet). Mit dem Gleichgewicht wurde es für mich langsam schwieriger (meiner Mutter versiegten an dem einen Ende des Bügelbrettes zusehends die Kräfte). Aber ich ging einfach etwas in die Knie, wie ich es auf meinen Skibrettern im Schnee machte, und meisterte so auch diese Herausforderung.

Natürlich mutete mich das alles schon recht abenteuerlich an, aber ich entschloss mich mitzuspielen und sauste mit voller Lust, die Arme hoch nach oben gestreckt, jauchzend durchs Universum und hatte die tollsten Erlebnisse. Ich wollte immer noch weiterfliegen, immer noch höher hinaus, bis zu dem bunten Regenbogen, den ich neulich gesehen hatte.

Und es kam mir alles wie eine Ewigkeit vor.

Aber leider … die beiden (Mutter und Gärtner) konnten das Brett irgendwann nicht mehr halten und ließen es erschöpft und etwas abrupt zu Boden. Bruchlandung. Keine posthypnotische Suggestion, dass mir nun Flügel wüchsen, keine Integrationsphase zur Vertiefung meiner einschneidenden kosmischen Erfahrung. So musste ich mich, ganz normal, wie alle anderen Kinder auch, Schritt für Schritt vorwärts durchs Leben kämpfen.

Aber ich habe immer noch den Duft des Parfums in der Nase und das Vogelgezwitscher im Ohr, verspüre den Wind in den Haaren, genieße das zarte Sprühen des Regens, die Wärme der Sonne auf den Wangen und das aufregende Kribbeln in den Knien …

Nun, was hatte diese Erfahrung mit Hypnose zu tun und gar mit Selbsthypnose?

- Um mich herum geschah etwas Überraschendes (veränderter Kontext).
- Ich war fröhlich aufgeregt (freudige Erwartungshaltung).
- Meine Augen waren geschlossen, da der Schal über meinen Augen lag (visuelle Fokussierung nach innen).
- Durch das Drehen im Kreis war ich desorientiert und konzentrierte mich deshalb automatisch nach innen, um meine Basis stabil zu halten (Tranceinduktion durch Konfusion mit gefühlsmäßiger Innenfokussierung).

- Ich tat etwas Ungewöhnliches (ein Experiment).
- Ich ließ mich auf das Spiel ein, d. h., ich entschied mich eindeutig dazu mitzuspielen (aktive Entscheidung zu kooperieren, im Vertrauen in die Personen um mich, in die Situation, aber vor allem in mich selbst).
- Das Geschaukel, Gezwitscher, Gepuste, Gesprühe, die Helligkeit und die Wärme nutzte ich, um eine neue Erfahrung an ungewohntem Ort zu machen (Dissoziation, gewollt und freiwillig).
- Die Zeit war für mich zeitlos (veränderte Zeitwahrnehmung).
- Ich hatte unendlich Spaß (Freude am hypnotischen Erlebnis).
- Ich wusste immer, wo ich war und wer ich war und wer um mich herum (durchgehende Orientierung über das Weiterbestehen der realen Welt).
- Mir war immer gegenwärtig, dass ich Geburtstag hatte und jetzt fast schon erwachsen war. 8 Jahre alt. Juhu! (Weiterbestehende Klarheit über die eigene Person in Bezug auf Alter, Position, Lokalisation, trotz fantastischen Weltraumflugs.)

Die schwebende Jungfrau kennen wir aus der Showhypnose, die mit Tricks und bestimmten Effekten, wie mit Spiegeln und Beleuchtung, arbeitet. In der von mir geleiteten Ausbildung zum Hypnotherapeuten ist die *Schwebende Jungfrau* eine ernst zu nehmende lehrreiche Einheit. Es werden dafür zwei Stühle in einer Entfernung, die der Größe (Länge) des Probanden für dieses Experiment entspricht, aufgestellt. Dann legt sich der Proband auf den Boden daneben und soll sich durchspannen und steif machen. Nun wird er von zwei Personen, einer am Kopfende und einer am Fußende, angehoben und mit dem Kopf (Hinterhaupt bis Beginn der Schultern) auf den einen Stuhl und den Füßen (Fersen bis etwa untere Hälfte der Waden) auf den anderen abgelegt. Jetzt soll sich der Proband weiter kräftig anstrengen und so lange, wie er kann, diese schwebende Position aushalten. Je nach Statur, Kraft, Gewicht, Training geht das eine gewisse Weile. Diese Zeit wird gemessen und notiert.

Nachdem der Proband sich kurz erholt hat, kommt der zweite Teil. Er (nun wieder auf dem Boden liegend) soll selbst wählen, was für ihn der Begriff von Stabilität und Ausdauer ist. Es kann ein elastisches Bambusrohr, aber auch eine antike Marmorstatue sein, die seit dem Untergang des Handelsschiffes bei rauer See vor über 2000 Jahren auf dem Meeresgrund liegt und nun von Tauchern geborgen wird. (Es könnte ganz unromantisch natürlich auch dieses altmodische Bügelbrett sein.) Dann erfolgt eine kleine Tranceeinleitung, und der Proband verbindet sich innerlich mit dem ausgewählten Bild beziehungsweise Objekt. Er wird z. B. zum Bambusrohr oder zur Marmorstatue. Daraufhin wird er wieder angehoben und wie vorher auf die Stühle platziert. Wiederum läuft die Stoppuhr.

Zum Erstaunen aller kann er die Position jetzt um ein Vielfaches länger halten, und das sogar erstaunlich mühelos und ohne Zeitempfinden. Ein eindrückliches Beispiel für mentale Selbstbeeinflussung. Es braucht dafür nichts anderes als Konzentration, innenfokussierte Aufmerksamkeit, veränderte Zeitwahrnehmung, ein Bild oder eine bestimmte Assoziation, gelassenes Vertrauen, ein Ziel und natürlich eine Motivation, wie das Interesse am Neuartigen.

Einführung

Selbsthypnose – Das Unbewusste immer mit im Boot

Bin ich hier richtig?

Sie sind neugierig?

Sie wünschen, aktiv zu sein, und sind experimentierfreudig?

Sie sind lieber unabhängig und selbstbestimmt und tragen gern Verantwortung für sich?

Das heißt, Sie führen am liebsten selbst Regie über Ihr Leben?

Sie wünschen Veränderung, Entwicklung, guten Schlaf, Heilung und stabile Gesundheit?

Prima! Dann sind Sie hier genau richtig, denn was Sie hier lernen, unterstützt Ihr Bestreben, Fähigkeiten zu mobilisieren, Ressourcen zu aktivieren, sich zu konzentrieren, Ideen zu entwickeln, innere Muster zu erweitern, kreativ zu werden, Selbstwirksamkeit zu erleben und Ihre Selbstfürsorge zu stärken.

Und das alles

- ohne Warten auf einen Therapieplatz
- ohne Wege und Anfahrten
- sofort erhältlich
- immer verfügbar
- zur selbst gewählten Zeit ausführbar
- überall (an ruhigem Ort) anwendbar
- individuell nach Bedarf dosierbar
- nach persönlichem Wunsch variierbar
- ohne (unerwünschte) Nebenwirkungen.

Ja, hier sind Sie goldrichtig!

Klingt interessant, aber wie funktioniert das?

Hypnose, in Eigenregie als wirksame Selbsttherapie praktiziert, birgt immenses Potenzial.

Die Erfahrung, selbstständig neue Wege zu finden oder Symptome zu lindern, stärkt sowohl Selbstwertgefühl als auch Selbstbewusstsein und vermag Ihnen automatisch neue Perspektiven zu eröffnen.

Die therapeutische Selbsthypnose bietet – ohne äußere oder fremde Einflüsse – die individuelle und positive mentale Selbstbeeinflussung in einem hoch motivierten Bewusstseinszustand, eben in Trance. Dabei werden Ihre ganz persönlichen Ressourcen genutzt, seien es schöne Erlebnisse, beruhigende oder belebende Bilder, aber auch besondere Fähigkeiten. Sie werden fantasievoll und eindrücklich wiederbelebt oder neu entdeckt, immer mit dem Ziel der Unterstützung und Überwindung, des Perspektivenwechsels und der Meisterung einer Herausforderung, sei es durch einen Konflikt, eine Prüfung, eine schwere Zeit oder eine akute oder chronische körperliche Beeinträchtigung. Nie wird Ihnen von außen etwas eingetrichtert oder übergestülpt. Nein, Ihre ganz persönlichen Potenziale sind gefragt. Und diese Potenziale werden mit unterschiedlichen Hypnosetechniken innerhalb der Trance transferiert, und zwar dahin, wo Sie dazugewinnen möchten. Das reichhaltige Angebot an Hypnosen in Teil II kann gleich so, wir es ist, zur Anwendung kommen, soll aber vor allen Dingen zu ganz eigenen Hypnoseschöpfungen anregen.

O. k., und welche Ziele kann ich mit Selbsthypnose verfolgen?
Vermehrte Selbstfürsorge, Selbstentfaltung, Selbstbehauptung, Potenzialentwicklung, Konzentration, bessere Performance (Musik, Sport, Theater, ...). Gesundheitsprophylaxe, Schmerzreduktion, Förderung von Heilung. Antidepressives Empowerment, Gewichtsstabilität, befreite Sexualität, süßer Schlaf, erfolgreiche Prüfungen, Entscheidungsfindung, Ausdauer, souveräne Performance, bessere Körperhaltung, Wohlbefinden, Unterstützung bei der Raucherentwöhnung, Abschied von zwanghaften Ritualen, Hervorheben von Schönheit, Verbesserung von Ausstrahlung und Attraktivität. Sie sehen, das Repertoire ist grenzenlos.

Was wäre denn Ihr Wunsch zum Beispiel?

Welche Themen kann ich mit Selbsthypnose bearbeiten, was kann ich mit Selbsthypnose positiv beeinflussen?
Abgrenzungsprobleme, Angst, Antriebslosigkeit, Atemnot, Autoimmunerkrankung, Bluthochdruck, Blutungen, Depressive Verstimmung, Erschöpfung, Gewichtsprobleme, Hautprobleme, Höhenangst, Heuschnupfen, Immunschwäche, klimakterische Beschwerden, Neurologische Symptome, Operationsvorbereitung, Potenzprobleme, Reizdarm, Rückenschmerzen, Schmerz, Zahnarztangst, d. h. ziemlich viel, von A bis Z. Nicht auf alle

Themen wird hier konkret eingegangen, aber Sie werden, weil Sie das Prinzip erlernen, mit Selbsthypnose sehr vielseitig arbeiten können.

Kann Selbsthypnose schädlich sein?

Nein. So, wie wir die Methode verstehen und handhaben, nicht. Können Entspannung, positive Selbstbeeinflussung, mehr Nervenkraft, größere Souveränität und Glaube an sich, besserer Schlaf und robustere Gesundheit schädlich sein? Nein! Natürlich hat auch diese Praxis ihre Grenzen, die man aber mit etwas Durchhaltevermögen, Ideenreichtum und Experimentierfreude erweitern kann.

Worauf muss ich achten?

Es versteht sich, dass der therapeutische Prozess in einer Selbsthypnose ein anderer ist als in einer Psychotherapie mit einem Therapeuten. Selbsthypnose kann von großer Wirkung sein, setzt aber ein diszipliniertes *Engagement* und die *Eigenverantwortung* voraus.

> Praktizieren Sie sie immer bei voller Konzentration an einem geschützten Ort in Ruheposition (d. h. natürlich weder beim Autofahren noch bei einer anderen Tätigkeit, der Sie Aufmerksamkeit schenken sollten).

Sie werden merken, sobald Sie etwas in die Praxis der Selbsthypnose eingetaucht sind, wollen Sie sie nicht mehr missen. Es fühlt sich einfach schön an, vieles wird einfacher, und vieles ereignet und löst sich überraschenderweise wie von selbst.

Hat die Autorin überhaupt eine Ahnung von dem, was sie da erzählt?

Oh ja, Sie glauben nicht, wie oft Selbsthypnose mich über die Runden gebracht hat und mir sogar das Leben rettete. Mein Heuschnupfen war noch das Harmloseste. Sie finden das Geheimnis meiner Heilung im entsprechenden Abschnitt »Sommer ohne Reue …« (ab S. 146) wieder. Das aufgescheuchte Wespennest, der Ileus im sechsten Schwangerschaftsmonat, Verletzungen, Erkrankungen, Blutungen, … ich verschone Sie. Immer, wirklich immer, wende ich Selbsthypnose an. Ja, sie kommt mir spontan in den Sinn, wenn ich in Not bin, und zwar mit dem Satz: »Ich kann ja Hypnose!« Ich lehne mich zurück, schließe die Augen, gehe an meinen schönen Ort und provoziere eine Handlevitation. Dann frage ich mein Unbewusstes, ob es etwas für mich tun und mir beistehen mag. Sobald ein Finger sich von allein hebt für die Antwort

»Ja«, lasse ich los und vertraue nur noch. Manchmal, wie beim Heuschnupfen oder den 1.001 Wespenstichen, fantasiere ich mich in passende heilsame Bilder und Gefühle hinein, wie Kühle, Weite, Ruhe, Ausgleich, freie Luftwege, leichtes Durchatmen.

Heißt das, man kann sein Unbewusstes in Hypnose einfach mit einer Aufgabe betrauen?

Sehr wohl, denn Hypnose ist ein bisschen wie ein Saunagang. Müssen wir in der Sauna dem Körper bestimmte Hinweise geben, wie er die Wärme nutzt, oder uns vorstellen, wie die Schweißdrüsen ihre gleichnamigen salzigen Perlen produzieren sollen, oder uns gar anstrengen, um zu schwitzen? Müssen wir uns besonders konzentrieren, um den Duft des Saunaöls wahrzunehmen, und ist es nötig, sich etwas Bestimmtes auszudenken, um zu entspannen und wohlige Gelöstheit zu genießen? Können wir es irgendwie forcieren, dass der Körper in der Sauna seinen Stoffwechsel anregt und seine Immunkräfte in Schwung bringt, oder irgendetwas dafür tun, dass uns das Saunieren wirklich gelingt? Nein!

Wir geben uns der Wärme hin, der kuscheligen Geborgenheit, dem Duft von Ananas über Limette bis Zeder und genießen diese Auszeit, abgeschieden vom Trubel des Lebens, und sind nur für uns selbst da. Ja, wir gehen in die Sauna und lassen uns darin einfach gehen, wir dösen vor uns hin und floaten im Nirgendwo. Unser Ziel: Wir möchten uns entspannen, unser Herz-Kreislauf-System trainieren, unserer Haut was Gutes tun und die Abwehrkräfte stärken.

Ebenso ist es mit der Hypnose. Auch hier schwingt unser Ziel immer mit, denn meist haben wir einen Wunsch an die Hypnose, sie hat einen Sinn. Sei es, sich einfach zu erholen, zu kräftigen, zu heilen, sich für eine Prüfung vorzubereiten oder auch für einen Eingriff, besser zu schlafen oder Ängste und Schmerzen zu mindern oder sogar aufzulösen oder in einem Turnier zu gewinnen. So artikulieren wir vor der Hypnose unseren Wunsch und können uns sicher sein, dass er auf der unbewussten Ebene bereits bekannt ist. Er wurde dort sicherlich schon ausgiebig erkundet, und eventuell liegt – ohne unser bewusstes Wissen – ja ein Lösungsmodell vor. So lassen wir uns in Hypnose gleiten, zum Beispiel mit dem Wunsch: »Mach, dass ich mich wohler fühle!« Wie nun die Schmerzen oder Ängste gelöst werden, überlassen wir unserem Körper und unserem Unbewussten.

Wenn Sie Hypnose praktizieren, formulieren Sie Ihren Wunschsatz, d. h. einen Satz, der im Positiven ausdrückt, was geschehen möge. Dann machen Sie einige ruhige, tiefe Atemzüge, schließen die Augen und sinken in eine wohlig geborgene, warme, duftende Hypnose, voller Vertrauen, etwas Geduld wie auch Zuversicht, mit einer Prise Neugierde, wie diese wundersame Instanz in Ihnen ihre Aufgabe erledigen wird. Sehr wohl kann man sich dafür innerlich an einen sicheren Ort begeben, sich seiner Stärken bewusst werden, guter Erfahrungen erinnern und aussichtsreiche Zukunftsbilder entwerfen.

Nun, wie kann ich das erlernen?
Gehen Sie schrittweise vor! Schmökern Sie sich in diesem Buch hier etwas durch den theoretischen Teil mit allem Wissenswerten zur Methode, und verwöhnen Sie sich zwischendurch immer wieder mit einer schönen, fertigen Hypnose aus Teil II (ab S. 65). So lernen Sie auch »zwischen den Zeilen«, das heißt, unbewusst. Gehen Sie heute Abend doch gleich mal in Ihrem »Schlafwaggon« zu Bett und lassen sich auf silbern schimmernden Schienen durch die Nacht tragen! Das heißt: kein Zwang, kein Stress! Das wäre für Hypnose vollkommen kontraproduktiv. Selbsthypnose ist keine Selbstmanipulation und keine Selbstaffirmation. Eine wirkungsvolle Selbsthypnose basiert auf Vertrauen, Wertschätzung, Respekt, Geduld, Hingabe, Demut, Disziplin, Offenheit, Neugierde und der Freude an Überraschungen.

Ah, ich verstehe. Und ... gibt es für die Selbsthypnose so ‘ne Art Slogan, der alles auf einen Punkt bringt?
Sie verlangen viel! Das ist gut. Und: Sie verstehen. Prima! Und Sie werden gleich noch mehr verstehen und vielleicht beginnen zu schmunzeln, wenn ich Ihnen sage, dass der wichtigste Satz lautet:

»Ich brauche nichts zu tun, ich brauche nichts zu verstehen.«

Bitte sprechen Sie das für sich einmal im Inneren nach, im Stillen.

»Ich brauche nichts zu tun, ich brauche nichts zu verstehen.«

Verspüren Sie die Auswirkung?

Es entlastet. Und es bewirkt, dass eine Instanz in uns aktiv wird, die – ohne unser bewusstes Zutun – für uns tut und versteht. Und in uns kreist die unbewusste Kraft, die sich freisetzen will für uns, für unsere Bedürfnisse. Und sei es erst mal nur für ein Aufatmen. Und dann für ein Nachlassen und Entspannen. Und im Weiteren für Ausgleich, Balance und Heilung, für Linderung, Wohlbefinden und Wachstum.

Aber es gibt noch einen zweiten wichtigen Satz, der heißt: »Hypnose, auch für mich!«

Wenn Sie dieses Buch durchgelesen und bewusst erfasst, aber vor allem unbewusst verinnerlicht haben, wird Ihnen in Zukunft immer wieder, wenn Sie es brauchen, spontan in den Sinn kommen: »Ich kann ja Hypnose!« »Hypnose, auch für mich!«

Alles klar. Hissen wir die Segel für die Reise in den hypnotischen Raum!

1 SELBSTHYPNOSE – TRÄUMEND WACHSEN, REIFEN, HEILEN, GEWINNEN

Selbsthypnose: zu zweit mit sich selbst – aber wie?

Ist Selbsthypnose Selbstmanipulation, Selbstprogrammierung, Selbstaffirmation?

Nein! Selbsthypnose bedeutet das Nutzen nicht bewusster Fähigkeiten zum Aktivieren von Ressourcen, Mobilisieren von Fertigkeiten und Erleben von Selbstwirksamkeit.

Selbsthypnose ist die liebevolle Hinwendung zu sich selbst, aufgeschlossen, geduldig und mit Selbstvertrauen. Zielgerichtet geht es um erholsames Gewinnen von Abstand von allem Äußeren und Unwichtigen und Ernstnehmen der eigenen Person. Dabei offenbaren sich innere Potenziale, erweitern sich durch den Perspektivenwechsel die Bezugsrahmen und bahnen sich neue Muster. Dies wiederum ermöglicht das Auswechseln von inneren Dialogen, Bildern und Gefühlen. Wunden heilen, Energien setzen sich frei, Visionen entstehen, und neue Pläne nehmen Gestalt an.

Dabei spielen unbewusste Vorgänge eine wesentliche Rolle. Diese Vorgänge tun sich nicht nur in unseren Träumen kund, sondern sind für vielerlei gute und hilfreiche Aktionen, aber auch für eine Menge von Schelmereien bekannt, die sich uns meist nicht sofort erschließen. Unbewusste Vorgänge sind dafür verantwortlich, dass wir vergessen oder uns aber auch erinnern, dass wir stolpern oder auch Bärenkräfte sammeln, dass wir Dummheiten anstellen, deren Sinn sich uns erst nachträglich offenbart, oder rechtzeitig Schutz aufsuchen. Wir können das in vielerlei Hinsicht positiv für unsere Ziele nutzen, im Wissen, dass sich ebenda die Herberge aller gespeicherten Erfahrungen unseres Lebens findet, wie auch ein Ressourcenpool und Ideengenerator und sogar die Bühne für unsere Visionen. Salopp reden wir vom »Unbewussten«, als ob es ein physisches Substrat gäbe. Gibt es natürlich nicht. »Das Unbewusste« ist ein reines Konstrukt, das uns in unserer Arbeit hilft. So können wir vorm Einschlafen auch eine kleine Bitte formulieren, wie: »Liebes Unbewusstes, lass mich davon träumen, wie ich aus diesem Dilemma rausfinde, damit ich ...!« Die Bitte schwingt über die Nacht in uns nach und regt zur Lösungssuche an. Oder: »Liebes Unbewusstes, weißt du schon eine Lösung für das Problem?« Oder: »Bist du bereit, mir zu helfen, damit ich ... (gesund werde/die Prüfung schaffe/einen Ausweg finde?)« Dabei geht es nicht primär um die Beantwortung der Frage, sondern die Formulierung der Bitte mit der Aufforderung, sich auf nicht bewusster Ebene mit der Aufgabe zu beschäftigen.

Da das Konzept der Selbsthypnose eindeutig ressourcen- und lösungsorientiert ist, erfolgt konsequenterweise kein Graben in Problemen, Wunden oder alten Traumafurchen. Es erfolgen keine ängstigenden Konfrontationen, womit (Re-)Traumatisierungen gerade vermieden werden. Kein Irrweg, kein Holzweg, kein False-Memory-Phänomen, sondern immer direkte Arbeit in unbedingter unbewusster Absicherung und Zustimmung. So ist die Arbeit mit dem Unbewussten überaus einfach und schonend. Wir können davon ausgehen, dass wir unbewusst wissen, was das Thema ist (das Problem, der Konflikt, der Schmerz, die Erkrankung), aber ebenso, wie es zu behandeln ist und dass es eine unbewusste Lösungssuche gibt/gab, schon bevor wir anfingen, uns den Kopf darüber zu zerbrechen. So können wir die bewusste Ebene verlassen und uns der unbewussten Intelligenz anvertrauen.

Setzen wir immer voraus: Unser Unbewusstes »weiß, worum es geht« und behalten im Sinn: *Hypnose bedeutet vor allem »sich wohlfühlen«.*

Im Folgenden werde ich Sie mit wichtigen Inhalten der Selbsthypnose vertraut machen, angefangen bei den inneren Dialogen, der wohl am meisten praktizierten selbstsuggestiven Hypnose. Hier klingt schon an, dass die Wortwahl, d. h. die Sprache, mit der wir uns an uns selbst wenden, von großer

Bedeutung ist, sei es bei der Formulierung von Texten oder von Suggestionen. Weitere Themen werden die Klarheit der Zielsetzung, natürlich positiv formuliert, als Voraussetzung für die Wirksamkeit von Selbsthypnose sein, aber ebenso das Konzept der Ressourcen, das zum Basiswissen der modernen Hypnose gehört. Die Logistik der Selbsthypnose mit ihren Rahmenbedingungen und ihrer Strategie wird aufgezeigt, und es wird gelehrt, dass Planung und Aufbau einer ganz individuellen Anleitung oder Fantasiereise eine folgerichtige Struktur nachvollziehen. Oft wird die Frage nach der notwendigen Tiefe der Hypnose gestellt, aber die Hypnose muss nur für bestimmte Symptombilder, wie schwere körperliche Erkrankung, Erschöpfung oder eine Zwangssymptomatik, tief sein. Ich mache Sie mit der erstaunlichen und hochwirksamen Technik der ideomotorischen Arbeit in der Hypnose, die auch in der Selbsthypnose praktiziert werden kann, bekannt und werde Sie in schon ausgemalte hypnotische Räume entführen. Natürlich steht es Ihnen frei, sich auch schon zwischendurch mal darin umzuschauen und ein paar Ideen für die kleinen Aufgaben zu holen, die Ihnen im Verlauf dieses Kapitels gestellt werden.

Stichwort: innere Dialoge. Hier ein kleiner Vorgeschmack auf das, was Sie erwartet, anhand zweier authentischer Geschichten:

Aus der Praxis, Nr. 1

Ein Kampfkunstsportler, der mich konsultierte, um sich mithilfe von Hypnose für ein Turnier vorzubereiten, hat mich nachhaltig beeindruckt. Warum? Ich befragte ihn zu Beginn der Sitzung nach seinen »Motivationssätzen« (den inneren Dialogen) für das Turnier. Prompt nannte er mir drei kurze Sätze:

1. Ich darf's mir nicht versauen!
2. Ich muss gewinnen!
3. Ich darf meinen Meister nicht enttäuschen!

Ich bat ihn, die Augen zu schließen und sich im Stillen Satz für Satz zu sagen und sich dabei innerlich gut zuzuhören. Er erfasste sofort, dass sich diese Sätze nicht nur schrecklich anfühlten, sondern auch großen Druck erzeugten. In hypnotischer Konzentration konnte er von allein binnen Kurzem die Sätze erstaunlich produktiv umformulieren in:

1. Ich vertraue mir.
2. Ich gebe mein Bestes.
3. Ich kämpfe, um meinen Meister zu ehren.

Ist das nicht eine hochkarätige Alternative?

Übrigens: Natürlich gewann er das Turnier. Aber nicht, ohne gestärkt zu sein durch eine Power-Ressourcen-Hypnose, die er vor dem Wettkampf noch mehrfach praktizierte.

Aus der Praxis, Nr. 2

In einem Mail-Austausch teilte mir ein Herr mit, dass er seit Langem versuche, seine Zwangsproblematik mit einer selbst formulierten Selbsthypnose zu behandeln, und dass er Unterstützung wünsche. Das hielt ich für so bemerkenswert, dass ich ihm anbot, mir seine Hypnosetexte zu senden, um eventuell Verbesserungen vorzuschlagen. Seine mir zugesandten Texte beinhalteten u. a. diese Passagen:

> Ich darf zwanglos durchs Leben gehen. Ganz frei und ungezwungen darf ich mein selbstbestimmtes Leben führen und es mit Freude und ohne Reue genießen, jederzeit an jedem Ort, ohne mir oder anderen zu schaden. Zwanghafte Gefühle, Gedanken und Erinnerungen sind wie der Wind, der Regen oder der Schnee, welche durch eine offene Tür geblasen werden und meine Ruhe stören. Ich kann die Tür offen lassen oder sie schließen. Beim nächsten Mal, wenn ich mich hinsetze oder hinlege, um mich auszuruhen und zu erholen, oder jedes Mal, wenn ich zwanghafte Gedanken, Gefühle oder Erinnerungen ausschließen will, werde ich daran denken, dass ich die Tür hinter mir und meinen Zwangsgedanken, Gefühlen und Erinnerungen schließen kann. Zwanghafte Gedanken, Gefühle und Erinnerungen werden mir ein willkommener Wegweiser sein zu erkennen, dass ich ganz entspannt und ausgeruht im Hier und Jetzt verweilen darf, im Hier und Jetzt, wo zwanghafte Gedanken und Gefühle keinen Raum haben und Vergangenes keine Belastung mehr für mich ist.

Neben allen wohlgemeinten Ratschlägen an sich selbst, wie dem Schließen der Tür und Genießen des Lebens, ist dieser Text kontraproduktiv, da gespickt mit Wörtern, die in der Konsequenz genau das Gegenteil von dem bewirken, was erreicht werden will: Zwang, Reue, Schaden, Belastung, Zwangsgedanken, Zwangsgefühle, Zwangserinnerungen. Geradezu zwanghaft ist immer wieder das, was gelöscht werden soll, ausgesprochen. Abgesehen davon, dass dies kein Hypnosetext ist, sondern eher ein Versuch der kognitiven Korrektur von Gedankeninhalten, steht das Phänomen Zwang omnipotent im Raum, füllt fast jeden Satz und wird somit kontinuierlich konsolidiert.

In einer guten Hypnose geht es im Gegensatz dazu erst mal um die Akzeptanz und sogar Würdigung eines Gefühls oder Verhaltens, und wirke es noch so schräg, skurril oder krank, immer nach dem Motto: »Jedes Verhalten ergibt Sinn, wenn man den Kontext versteht.« Erst danach erfolgen in Trance Angebote für Mustererweiterung und neue Optionen des Erlebens, Verhaltens und Reagierens. Und hier ist tatsächlich tiefe Hypnose indiziert, da in diesem so entspannten Sein eine tiefe Ruhe, Vertrauen und innerer Schutz direkt erlebt und erlernt werden können und ein Nachreifen ermöglicht wird. (Siehe dazu Teil II, Abschn. 17, »Tiefe Hypnose löst Zwang mit Liebe«) Das Problem selbst wird nicht benannt.

So werden auch im gesamten Text zur Raucherentwöhnungshypnose in Teil II die Wörter »Rauchen« oder »Zigarette« nicht erwähnt. Nur ein ausgetretener Zigarettenstummel liegt noch matt am Boden, nicht der Rede wert. Es geht rein um ein *dolce far niente*, also die Pause an und für sich, ohne weitere Zutat.

Weshalb ist es so wichtig, was und wie wir mit uns reden?

- Gute, wohlwollende, förderliche Wörter und Worte/Gedanken/Selbstdialoge lösen gute, wohlwollende, förderliche innere Bilder aus.
- Schöne, gute, wohlwollende, förderliche innere Bilder bewirken angenehme Gefühle.
- Angenehme Gefühle beeinflussen den gesamten Organismus (Hormone, Stoffwechsel, Organtätigkeit, Schlafvermögen, Energielevel etc.).

In Trance gilt das umso mehr, steht doch die Tür zum Unbewussten weit offen. Wörter – gute sowie schlechte – können ungehindert in die Tiefe sinken. Und so heißt es auch nicht: »Ich will keinen Heuschnupfen haben!«, sondern: »Mein Sommer wird schön!«

Seien wir achtsam, wie wir mit uns selbst sprechen, was wir uns sagen, wie wir uns auffordern, wie wir uns motivieren, wie wir uns – unbewusst – auch boykottieren. Das Auffinden innerer Dialoge mit schlechter Selbstsuggestion ist wichtig, denn erst dann können wir sie umformulieren in einen positiven Wortlaut.

> Und vielleicht mögen Sie sich einen Moment kurz zurücklehnen und durchatmen, die Augen schließen und sich einen Satz kommen lassen, der wirklich nicht guttut, Sie ausbremst, Druck ausübt, kontraproduktiv ist.

Na? Wie lauten die Wörter/Worte? Notieren Sie sie hier:

....

....

Gehen Sie wertfrei damit um. In irgendeinem Kontext hat sich dieser Satz gebildet oder wurde Ihnen gesagt, und Sie haben ihn übernommen, er hat es sich in Ihnen gemütlich gemacht. Aber jetzt im Moment haben Sie die wunderbare Gelegenheit, sich etwas Schönes, Neues, positiv Produktives einfallen zu lassen. Jetzt!

In der hier eingefügten Leerzeile notieren Sie Ihren neuen inneren Satz, Ihr *bon mot*, Ihren positiven inneren Dialog, der Sie im Guten fördert:

....

....

Architektur einer Selbsthypnosesitzung

Möchten Sie ein Hindernis überwinden, sich weiterentwickeln, bessere Leistung erbringen, Schmerzen reduzieren und/oder heilen? Brauchen Sie:

- nur eine leichte Hypnose für ein kurzfristiges Abstandnehmen oder eine konzentrierte geistige Sammlung?
- eine schnelle Hypnose für sportliche *Leistung (focus and relax)?*
- eine automatische Hypnose, z. B. beim Sex (»Sobald ich ... berühre ...«)?
- eine anhaltende Hypnose für Heilung (die Trance verbleibt im Körper, während ich als Person frisch und wach ins Hier und Jetzt zurückkehre)?
- oder eine tiefe Hypnose zur Erholung bei Erschöpfung und Fatigue-Syndrom?

Was auch immer Sie erreichen möchten:

1. Nehmen Sie sich genügend Zeit, möglichst 40 Minuten. Sobald Sie Routine haben, beansprucht Ihre Hypnose weniger Zeit.
2. Sorgen Sie für eine ruhige Umgebung ohne Störfaktoren.
3. Wählen Sie aus, ob Sie für Ihre Hypnose sitzen oder liegen möchten.
4. Achten Sie darauf, dass Sie während der Hypnose nicht auskühlen und legen vielleicht eine Decke oder ein Tuch neben sich.

5. Machen Sie es sich auf jeden Fall schön bequem, damit Sie sich wohlfühlen.
6. Wählen Sie vorher aus, welche Induktion Sie machen möchten, d. h. welche Art von Hypnoseeinleitung.
7. Gehen Sie mit ihr in eine leichte Trance, im Vertrauen, dass sie sich mit der Zeit von selbst vertieft.
8. Wenden Sie sich ganz gelassen dem Inhalt der von Ihnen gewählten Thematik in der Hypnose zu.
9. Bleiben Sie immer geduldig mit sich, vermeiden Sie es, sich etwas abzuverlangen.
10. Seien Sie einfach neugierig, was Ihnen diese Hypnose wohl bringen mag.
11. Sei die Hypnose kurz oder lang, wichtig ist immer eine sogenannte abschließende Integrationsphase, in der sich die Wirkung automatisch abspeichert, um auch wirksam werden zu können. Es braucht ein paar Minuten Zeit und Ruhe. Sie können währenddessen einfach dahinfloaten und vertrauen, dass das alles von allein geschieht.
12. Danach können Sie noch etwas Nettes, Motivierendes zu sich selbst sagen, wie zum Beispiel: »In aller Treue zu mir verfolge ich mein Ziel!«
13. Ist die Hypnose der Körperheilung und Regeneration gewidmet, lassen Sie Ihren Körper in dem angenehmen Gefühl der Ruhe und Genesung und steigen nur geistig als Person aus der Hypnose aus.
14. Schließen Sie die Hypnose ab, indem Sie sich recken und strecken, durchspannen und energetisieren. Wenn Sie in die Hypnose »reingezählt« haben, zählen Sie wieder zurück. Dann erst machen Sie die Augen auf. Sie orientieren sich wieder ins Hier und Jetzt zurück, wach und klar, frisch und frohgemuht, reaktionsfähig.

Der Leitfaden für die Planung einer Selbsthypnose

- *Zeitpunkt:* Wann findet die Hypnose statt? Wann sind Sie nicht zu müde, aufgeregt oder angestrengt? Wann sind Sie wirklich bereit? Wählen Sie den passenden Zeitpunkt!
- *Raum und Ruhe:* Wo ist es für Sie am bequemsten, geschütztesten, ruhigsten? Hypnose sollte auch einen Verwöhnaspekt haben.
- *Dauer/Länge der Hypnose:* Gewähren Sie sich genügend Zeit!

- *Position:*
  - Für Erholung und Heilung sollten Sie Liegen bevorzugen.
  - Für Entwicklung, Klärung, Meisterung empfiehlt sich eine sitzende Position.
- *Frequenz/Abstände:* von dreimal täglich bis dreimal wöchentlich.
  - Für Heilung sollten Sie Ihre Hypnose oft praktizieren.
  - Für geistig-seelische Entwicklung lassen Sie sich immer etwas Zeiträume, damit sich das Unbewusste nicht gedrängt fühlt.

Was ist, wenn ich mal keine Lust habe, wenn ich ungeduldig werde, wenn ich auf einmal genervt bin innerhalb der Hypnose?
Niemand ist jeden Tag der/die Gleiche, und auch der Kontext, in dem wir uns bewegen, unterliegt Veränderungen. So kann es sein, dass es einfach mal nicht die Situation für Hypnose ist. Wichtig ist, Sie machen sich keinen Stress und gehen achtsam und respektvoll mit sich um. Verschieben Sie Ihre Selbsthypnosesitzung auf einen späteren Zeitpunkt oder auf morgen. Vertrauen Sie aber ebenso darauf, dass unbewusste Arbeit auch vor sich gehen kann, wenn Sie nur daran denken oder wenn Sie vorhatten, Hypnose anzuwenden.

Jeder Zwang ist kontraindiziert und bewirkt das Gegenteil. Jeder Glaube an Ihr Projekt fördert es.

Und was ist, wenn ich einschlafe während der Hypnose?
Das ist ein gutes Zeichen. D.h., Sie sind sehr tief entspannt und geben sich wirklich dem Geschehen hin oder haben diese Ruhezeit einfach nötig. Vielleicht ist es auch tatsächlich eine tiefe Hypnose? Erfahrungsgemäß dauert der sogenannte Hypnoseschlaf nur 20 Minuten an, sodass Sie danach sehr erquickt und erfrischt aufwachen. Und, glauben Sie mir, in meiner inzwischen 40-jährigen Praxiserfahrung ist mir noch nie ein Patient eingeschlafen und nicht wieder zur rechten Zeit aufgewacht. Wenn Sie aber trotzdem befürchten, Sie würden etwas verpassen, stellen Sie einfach den Wecker.
Beherzigen Sie bei der Anwendung von Hypnose immer: niemals Stress!

Immer Vertrauen und stets neugierig auf überraschende Entwicklungen!

Zielsetzung

Zu den Selbsthypnosezielen können Entlastung, Aufbau von Gelassenheit, Zuversicht, verbesserte Handlungskompetenz, Befähigung, Integration,

Stabilisierung, Heilungsförderung und Verbesserung von Schlaf zählen. Definieren Sie bei der Planung der Selbsthypnose Ihr persönliches Ziel. Es sollte positiv formuliert und erreichbar sein. »Ich will nicht unglücklich sein« ist genauso sinnlos und kontraproduktiv wie »Ich lasse mich durch meinen Zwang nicht stören«. Im Wissen, dass eine Veränderung immer eine nächste nach sich zieht, nehmen Sie ruhig die bescheidene Variante, und sei es nur: »Ich möchte meine Tasse Kaffee morgen früh so richtig genießen«, und dann steigen Sie ein in diese Fantasie und lassen sich jetzt schon mal den Duft frisch gemahlenen Kaffees um die Nase wehen. Wenn Sie dabei noch einen Espresso mit guter Crema oder einen Cappuccino mit weiß-braunem Herzmuster vor Augen haben, werden Sie morgen früh erfolgreich sein.

> Mögen Sie gerade mal ein schönes, sinnvolles und doch bescheidenes Ziel für sich formulieren, so ganz aus dem Stegreif, klar, konkret, positiv?
>
> ....
>
> ....
>
> ....

Ressourcen

Das Augenmerk liegt in der Hypnose konsequent auf den *Ressourcen*, d. h. den individuellen Fähigkeiten, Stärken und Talenten, sowie auf den in der Lebensgeschichte schon gemeisterten Herausforderungen. Unter Ressourcen verstehen wir auch Fantasie, Begabungen, Eigenschaften wie Offenheit, Mut, Flexibilität, Lernbereitschaft, Beharrlichkeit, Durchhaltevermögen, Optimismus, Neugier und Humor sowie soziale Fähigkeiten. Wir fahnden nach diesen Stärken und nutzen sie für unsere Ziele. Haben wir eine Ressource in einem bestimmten Kontext schon mal eingesetzt, können wir sie übertragen in einen anderen Lebensbereich. Es geht um den Transfer von Fähigkeiten von einem Lebenssektor in einen anderen. Dabei treten wir in Hypnose mit unserem »Ressourcen-Ich« in Kontakt und beherrschen nun die vormals schwierige Situation.

Welche ganz persönliche Ressource/Stärke kommt Ihnen gerade in den Sinn?

....

....

Ressourcensituationen sind Erlebnisse mit positivem Charakter. Es kann die Bewältigung einer Herausforderung sein oder die Überwindung eines Hindernisses und natürlich auch eine grandiose Bergwanderung oder tolle Segeltour.

Welche eigene Ressourcensituation fällt Ihnen gerade dazu ein?

....

....

Ressourcenorte sind Kraftquellen, an denen wir auftanken. Es können reale Orte sein, die wir kennen und die uns einfach guttun, wie ein schöner uns vertrauter Wanderweg, eine Bank mit Blick übers Land, ein heimeliger Ort oder ein gemütlicher Sitzplatz. Ebenso kann es ein fantasierter Platz sein wie innerhalb einer Seerose, die ihre zarten Blütenblätter über uns schließt und alles Äußere nur noch gedämpft zu uns durchlässt. Vielleicht auch der Heiltempel, in dem Geist und Körper zur Ruhe kommen, oder Zukunftsbühnen, auf denen wir Ideen ausleben und uns erproben. Es darf aber auch die sanft schaukelnde Hängematte sein, in der wir einfach mal abhängen und so sein dürfen, wie wir sind.

Was wäre für Sie im Moment so ein Superressourcenort?

....

Schließen Sie bitte gerade mal die Augen und machen drei Dinge:

- Nehmen Sie Kontakt mit Ihrer eben spontan in den Sinn gekommenen Ressource/Stärke auf.

- Erinnern Sie sich anschließend lebhaft an Ihre eben gefundene Ressourcensituation.
- Suchen Sie nun Ihren Ressourcenort (vielleicht doch der schöne Beach vom letzten Urlaub?) auf, begegnen Ihrem »Ressourcen-Ich« und lassen Ihre Ressourcensituation Revue passieren.

Ressourcendialoge sind positiv stimulierende innere Dialoge. Verstörende und schädigende innere Dialoge lauten zum Beispiel so: »Ich bin unfähig.« Die positive Version dazu lautet: »Ich kann das bewältigen.« Und hier weitere Gegensatzpaare:

- »Ich bin irgendwie falsch« versus »Ich bin richtig, so wie ich bin«
- »Ich muss mich beweisen« versus »Ich fühle mich akzeptiert«
- »Ich habe keinen Platz« versus »Ich bin willkommen«
- »Ich habe keine Wurzeln« versus »Ich fühle mich geerdet«, »Ich stehe mit beiden Füßen auf dem Boden«.

Mögen Sie an dieser Stelle einen schönen Ressourcensatz für sich finden?

....

....

Hypnoseinduktion

Es gibt viele Versionen der Hypnoseinduktion, unter anderen diese 15:

1. Langsam zählen von 1 bis 7 oder bis 12, je nach gewünschter Hypnosetiefe.
2. In eine Farbe tauchen, die zum Thema passt, eventuell in ein Lindgrün zur Beruhigung, ein Himmelblau zur Schmerzlinderung oder ein Goldorange zur Belebung.
3. Innerlich an einen schönen, sicheren Ort gehen, z. B. unter Opas Apfelbaum.
4. Bei den Fußsohlen angefangen: sich von unten nach oben durchspüren, wertfrei und liebevoll.
5. Sich vom Scheitel bis zur Sohle durchspüren, wie bei der Technik Bodyscan (Teil II, Abschn. 2, »1 ... 2 ... 3 ... ab in Hypnose«).

6. Augenfixation: d. h., mit entspanntem Auge auf einen Punkt schauen, ruhig atmen, irgendwann die Augen schließen, sich zurücklehnen, nachgeben, absinken.
7. Beim Einatmen unter den geschlossenen Lidern nach oben schauen, beim Ausatmen nach unten und dabei den Körper schweben lassen. Sie brauchen nicht zu wissen, wie das funktioniert. Sie können es sich denken, Sie können es sich vorstellen, Sie können es einfach geschehen lassen. Ihr Körper schwebt.
8. Sie sagen sich im Stillen: »Ich brauche nichts zu tun, ich brauche nichts zu verstehen.« (»Tun und verstehen« wird an die unbewusste Ebene delegiert.)
9. In jeder Hand eine Zitrone imaginieren. Beim Einatmen die Arme anbeugen und die virtuellen Zitronen dabei fest drücken und pressen. Beim Ausatmen die Arme wieder strecken und dabei den Zitronensaft abfließen lassen.
10. Fingersignale mit der Selbstsuggestion »Mit jedem automatischen Heben eines Fingers vertieft sich die Hypnose um eine Stufe.«
11. Eine Hand – rein durch die Kraft der Vorstellung, d. h. unwillkürlich und unbewusst – leichter werden lassen, bis sie in der Luft schwebt, was einer Handlevitation entspricht, einer Technik aus der Hypnose zur Trancevertiefung. Stellen Sie sich dafür vor, um das Handgelenk sei das Band eines Luftballons gebunden, dieser Luftballon steige höher und höher in die Luft und nehme Ihren Unterarm einfach mit ... und Sie lassen ihn frei, erlauben ihm zu schweben!
12. Beim Ausatmen in aller Ruhe den eigenen Namen nennen: Einatmen ... ausatmen und Namen nennen ... einatmen ... ausatmen und Namen nennen ...
13. Augen ganz langsam schließen, d. h. über die Dauer von zwei Minuten.
14. Ein gutes »Sesam, öffne dich«: wie im *Dschungelbuch* »Sage einmal Indien!« aussprechen. Sie nennen Ihren Lieblingsort, schließen die Augen und sind schon dort.
15. Vielleicht ist für Sie der Weg in Trance aber auch ein kleiner selbst gereimter Vers, ein Mantra, eine kurze Melodie oder ein Ruhebild?

Probieren Sie doch jetzt mal als Experiment eine der 15 verschiedenen Induktionen aus. Nehmen Sie sich dafür ein paar Minuten Zeit und beobachten, wie sich das anfühlt.

Muss Hypnose tief sein? – Leichte Trance, tiefe Trance

Immer noch findet sich der Irrglaube, Hypnose sei nur dann professionell, wenn sie tief wie ein Ziehbrunnen sei. Im Gegenteil. Hypnose hat weder etwas mit Narkose noch mit Koma gemein, sondern ist ein geistig wacher, aufmerksamer, nach innen fokussierter Bewusstseinszustand, der viele Möglichkeiten bietet. Während in früheren Zeiten sehr viel Energie in die Hypnoseinduktion verschwendet wurde, mit deren Hilfe möglichst tiefe Trancezustände erreicht werden sollten, vertraut der moderne Hypnosetherapeut darauf, dass eine leichte Trancetiefe ausreicht, welche sich sowieso von allein vertieft. Abgesehen davon reagieren Menschen sehr unterschiedlich. Die einen erleben nur flache Trancezustände, die anderen sinken ganz leicht tief ab. Machen Sie sich absolut keinen Stress! Sie sollen ja nicht wegtreten oder ins Nirwana abtauchen, Sie sollen sich wohl- und geborgen fühlen und das Ambiente dafür schaffen, dass ihr Unbewusstes im Sinne Ihres Ziels tätig werden kann. Und hierfür reichen die oben beschriebenen Induktionen vollkommen aus.

Der hypnotische Raum

Sobald wir in positive therapeutische Trance gehen, betreten wir einen fantastischen Ort, den »hypnotischen Raum«. Dieser Raum bietet sowohl vollkommene Sicherheit, ist aber auch ein Ort der inneren Begegnung, Experimentierbühne wie auch Leinwand für Zukunftsvisionen. In ihm finden wir den Ressourcentank für herausfordernde Zeiten und ebenso den sicheren Tresor, wo wir psychisches Material sicher lagern können, um uns zu befreien. Und wenn der Körper schmerzt, erwartet uns in einer freundlichen Naturszene auch der heilsame Tempel oder das heilende Thermalbad.

Der hypnotische Raum ist energetisch hoch aufgeladen und voll ungeahnter Freiheiten. Typisch ist das sich schnell einstellende Gefühl von Wohlbehagen, Geborgenheit und Angenommensein. Kaum sind wir entkrampft und innerlich zurückgelehnt, verändern sich Perspektiven und innere Muster. Wahrnehmungen entzerre sich, und rigide Strukturen tauen auf. Zeit kann sich be- oder entschleunigen, rückwärts- oder vorwärtslaufen, in die Vergangenheit springen, um Ressourcen aufzutanken, und ebenso in die Zukunft, um diese Ressourcen auf der inneren Bühne gleich mal auszuprobieren.

Die typische »Trancelogik« lässt Widersprüchliches friedlich koexistieren und gewährt damit eine völlig neue Sicht. Das typische Wörtlichnehmen kostet jedes Wort wortwörtlich aus und verbindet uns auf ungeahnte Weise mit dem möglicherweise ursprünglichen Inhalt des Wortes. Ja, die innere Welt gerät angenehm aus den Fugen, mit dem insgeheim verpackten Ziel eines besseren Konzepts unseres Selbst und unserer Möglichkeiten. Innere Bewertungen und Einschätzungen sowie die Beurteilung unserer Erfahrungen und Geschichte vermögen sich zum Positiven zu verändern, immer im Sinn von Befähigung, Entwicklung, Meisterung und Heilung. Empfindet sich jemand als zu wenig attraktiv oder lebenstüchtig, vermag er, im Raum der Hypnose innere Zustände auf neue Weise zu betrachten und seine Ressourcen zu erkennen.

Hierfür eignet sich ganz wunderbar die Technik *Galerie der Erfolge* (nach einer Idee von Matthias Mende). Mögen Sie sie nicht vielleicht gleich mal für sich testen?

> Gehen Sie mit irgendeiner der 15 Hypnoseinduktion in einen nach innen zentrierten Aufmerksamkeitszustand. Von dort treten Sie durch eine Tür hinein in den hypnotischen Raum. Sie finden sich in einer parkähnlichen Landschaft wieder. Sie strahlt Ruhe und Weite aus. Auf einer Anhöhe steht ein besonderes Gebäude, eine Art Museum.
>
> Ein geschwungener Weg führt Sie zu dem Gebäude. Sie gehen hinein, steigen intuitiv die weit ausladende Treppe hinauf und betreten mit Neugierde einen geräumigen Saal. Sie nehmen Skizzen, Zeichnungen, Gemälde und Skulpturen wahr.
>
> Sobald Sie die Exponate genauer betrachten, stellen Sie mit Erstaunen fest, dass sich in ihnen allen eine erfolgreiche Situation Ihrer Lebensgeschichte widerspiegelt.
>
> Nun wandern Sie in aller Ruhe in Ihrer Galerie herum und vertiefen sich in Ihre guten Erfahrungen und lassen sie dabei noch mal so richtig in sich aufleben. Nehmen Sie sich dafür alle Zeit!
>
> Wenn es genug ist, setzen Sie sich auf eine dieser Bänke, die immer in den Museen rumstehen und auf denen man sich ausruhen kann. Hier

lassen Sie alles noch mal auf sich wirken und kommen wohl ins Träumen. Vielleicht entdecken Sie auch, dass Ihnen die Erinnerung an den einen oder anderen Erfolg in Zukunft hilfreich sein kann.

Dann verabschieden Sie sich von Ihrer Galerie der Erfolge, gehen aus dem Gebäude hinaus, wandern wieder durch den Park, kehren zurück an den Ort in ihren hypnotischen Raum, von dem aus Sie Ihre Reise angetreten haben. Hier machen Sie ein paar tiefe Atemzüge und kommen dann wohlbehalten, voller Energie und guter Ideen wieder ins Hier und Jetzt.

Die Sprache im hypnotischen Raum

In der Trance sind die Türen zum Unbewussten freizügig geöffnet, und Wörter treten ungehindert ein. Wörter werden zu Bildern, Bilder setzen Assoziationen in Gang, Assoziationen bewirken Gefühle, Gefühle lösen Körperreaktionen aus, das Vegetativum reagiert, selbst die Hormondrüsen können sich angesprochen fühlen. Dabei ist unser Verstehen in Trance wörtlich und kindhaft, weshalb es klare, einfache Sätze/Satzfragmente, die das Wesentliche benennen, braucht. Medizinische Diagnosen müssen ganz ersetzt werden durch Begriffe wie »Symptom«, »Symptomatik«. Wörter wie »Problem«, »Konflikt« werden getauscht in »Thema«, »Aufgabe«, »Herausforderung«.

Beste Tiefen- und Langzeitwirkung erzielen wir, wenn wir Folgendes beachten

- *Zeitform*: Bleiben Sie im hypnotischen Geschehen sprachlich immer im Hier und Jetzt und somit im momentanen Erleben. »Ich fühle – jetzt und hier – die angenehme Wärme des Thermalbades an meinem Körper/die frische Brise der See an meinen Wangen/das samtige Fell meines Katers an meinen Fingern.«
- *Positionierung im Trancegeschehen*: Gehen Sie sprachlich mitten ins Geschehen, nicht davor oder daneben. »Ich bin am Strand ... im Kreis meiner Freunde ... meine Füße baden im feinen, weißen Sand ... und ich fühle das Kitzeln der Sandkörner zwischen meinen Zehen.«
- *Zeit*: Lassen Sie viele Pausen, das heißt viel Zeit, damit das Gesagte einwirkt und das Suggerierte intensiv erlebt werden kann.

Sie, du, ich – zur Sprache im hypnotischen Raum gehört bei der Selbsthypnose auch die Ansprache.

In den Hypnosetexten (Teil II) verwende ich einmal die Variante »Du«[1], aber meistens die Variante »ich«. Das »ich« ist näher dran. Ich brauche das nicht weiter zu erklären, wenn Sie das mal für sich im Stillen ausprobieren.

> Sagen Sie sich als Erstes:
>
> »Du machst jetzt mal Pause!«
>
> Und, zum Vergleich:
>
> »Ich mache jetzt mal Pause!«

Beides wirkungsvoll, aber unterschiedlich. Das »Du« gleicht mehr einer Aufforderung. Das »Ich« klingt selbstbewusst. So hat die unterschiedliche Anrede in den Hypnosen, die Sie sich sprechen werden, tieferen Sinn und besondere Bedeutung.

Auch rede ich Sie mal mit »Sie« an, mal mit »Du«. Fühlen Sie sich immer angesprochen, einmal wie ein mir unbekannter Leser, eine unbekannte Leserin, einmal wie ein Teilnehmer, eine Teilnehmerin in einem meiner Hypnoseweiterbildungsseminare, einmal wie ein guter kollegialer Freund oder wie eine Person in meiner Praxis, die sich weiterentwickeln möchte.

Die Suggestion, der hypnotische Auftrag an sich selbst

In der altmodischen Hypnoseszenerie, ebenso wie in der unprofessionell dilettantischen, wird der simplen und somit plumpen Suggestion eine enorme Kraft angedichtet. Für unseren modernen freiheitlichen und fortschrittlichen Geschmack sind Postulierungen wie »... und meine Worte graben sich tief in Ihnen ein!« oder Ähnliches geradezu unerträglich. Auch Aufforderungen wie »... und morgen werden Sie das und das tun« oder »dies und jenes lassen« sind einfach unglaubwürdig und lösen bestenfalls eine Aversion aus. Auch Schmerz lässt sich nicht einfach weghypnotisieren.

In der modernen Hypnose werden Suggestionen raffiniert und indirekt eingebaut, so auch in der Selbsthypnose. Es können z. B. Fragen an sich selbst ausgesprochen werden, wie: »Was wird mir wohl für eine Idee kommen, um dieses Dilemma aufzulösen?« »Ich lasse mich mal überraschen und frage mich, wie ich den Knoten wohl lösen werde.« Die Formulierung der Frage postuliert ja schon, dass die Lösung gefunden wird und dass es nur um das Wie geht.

1 Die Großschreibung (Du, Deine, Dir, Dich etc.) habe ich gewählt, da sie mir in poetischen Trancetexten besser gefällt.

Natürlich kann man immer die ein oder andere Suggestion in einen Gesamttext, den man sich gestaltet, einstreuen, aber mit aller Vorsicht, damit das nicht übergriffig wirkt und Widerstand hervorruft. Eine Möglichkeit, klare und eindeutige Suggestion für sich zu formulieren, lässt sich an dem Beispiel »Mein Sommer wird schön!« darstellen. Hier liegt ein Befund mit umschriebenen Symptomen vor, der mit klaren hypnotischen Anweisungen gelindert werden kann: »Ich bin (im Hypnosegeschehen) am Gletscher, ich atme tief die kühle klare Luft, meine Atemwege sind weit und frei.«

Beispiel Heuschnupfen: »Mein Sommer wird schön!«

Aus folgenden Vorschlägen für einen – in Bezug auf Heuschnupfen – gewählten Wohlfühlort und den ebenso gewählten passenden Suggestionen lässt sich eine einfache Hypnose gestalten:

1. *Wohlfühlort wählen:*
    - Ich bin ganz dicht an einem Gletscher und genieße die kalte, frische Luft.
    - Ich stehe auf einem Kliff an der See und genieße die Weite.
    - Ich bin im Gebirge und bin beeindruckt von der Kraft der Natur.
    - Ich bin auf einer Nordseeinsel, und es riecht nach Meerwasser.
    - Ich bin an einer kleinen Mittelmeerbucht. Es ist Nacht, der Himmel ist mit Sternen übersäht, und ich liege auf den Planken eines Bootes und atme die klare Luft.
2. *Suggestionen wählen und sich merken:*
    - Meine Nasengänge sind offen und frei.
    - Meine Atmung fließt regelmäßig.
    - Klare, saubere Luft strömt in meine Lungen, beruhigt meine Atemwege.
    - Ich atme an den Pollen vorbei, meine Lungen sind vollkommen frei.
    - Mein Hals ist glatt, meine Stirn kühl, mein Kopf ruhig.
    - Meine Augen sind angenehm kühl und erfrischt.
    - Mein Körper reagiert natürlich und normal.
    - Mein System gewinnt seine Harmonie wieder.
    - Ich selbst komme Balance.

3. *Transfer:*

- In diesem Wohlbefinden gehe ich jetzt innerlich dorthin (z. B. auf eine Blumenwiese), wo ich bislang das Problem hatte. Ich nehme meine Ruhe und mein Wohlbefinden mit und behalte sie bei. Ich erlebe mich in der Situation (auf der Blumenwiese) in guter Verfassung.

4. *Suggestion:*

- Ich speichere das eben Erlernte ab und werde mich entweder spontan besser fühlen oder mich an den Gletscher (o. Ä.) erinnern und dadurch Linderung erfahren. So fühle mich auch in der Wirklichkeit wohl und gelassen.

Falls Sie zufällig unter Heuschnupfen leiden sollten, können Sie das ja gleich mal ausprobieren. Wenn Sie ein anderes Thema haben, wandeln Sie den Wohlfühlort ab, sodass er passend für Ihr Thema ist, und ebenso die Suggestionen.

Vielleicht wird es Ihnen im Gedränge mit vielen anderen Menschen schnell ungemütlich? Dann wählen Sie sich einen freien, weiten Platz, an dem sie sich wohl- und sicher fühlen und wo klaustrophobische Anwandlungen überhaupt kein Thema für Sie sind. So ein Platz könnte zum Beispiel in Ihrem Garten sein oder vielleicht am Ufer eines Sees. Und jetzt finden Sie die entsprechenden Suggestionen, wie zum Beispiel:

»Ich stehe sicher auf meinen Füßen. Zeit vergeht ganz normal. Ich atme ruhig und regelmäßig. Ich fühle mich geerdet und bin die Ruhe in Person. Ich bin erwachsen und unabhängig und mit mir im Einklang. Meine Augen schauen in die Weite, und mein Körper ist in einer guten, positiven Spannung. Ich bin angenehm mit mir in Kontakt. Um mich herum ist eine Hülle aus Licht und Energie, wie eine schützende zweite Haut.«

5. *Transfer:*

- In diesem Wohlbefinden gehe ich jetzt innerlich dorthin (U-Bahn, Warteschlange an der Kasse), wo ich bislang das Problem hatte. Ich nehme meine Ruhe und mein Wohlbefinden mit, und es geht mir gut. Ich erlebe mich in der Situation geschützt und in guter Verfassung.

6. *Suggestion:*

- Ich speichere das eben Erlernte ab und fühle mich auch in der Wirklichkeit wohl und gelassen.

Wenn Sie ein anderes Thema haben, lassen Sie sich dazu etwas einfallen. Und jetzt machen Sie den ganzen Ablauf mit einer schönen Hypnoseinduktion. Sie finden Ihren hypnotischen Raum, von da aus gehen Sie an den Ort, der Ihnen unbedingt guttut und an dem Sie sich sicher und aufgehoben, kompetent, souverän fühlen und voll in ihrer Kraft sind und gesund reagieren. Dann sagen Sie sich genau das, was Sie gerade Positives empfinden.

Von dieser guten Verfassung aus starten Sie mal versuchsweise in die herausfordernde Situation, die Ihnen bislang ungemütlich war, bleiben dabei aber immer die *Ruhe in Person.* So erfolgt der Transfer in die ehemals problematische Situation, was einer Übung für die Realität entspricht.

Jetzt geben Sie sich noch einer gute, passende Suggestion.

Vielleicht war's das schon?

Wenn nicht, wiederholen Sie diese Selbsthypnose. Fügen Sie etwas hinzu, was Sie für wichtig erachten. Modellieren Sie Ihre Hypnose, bis sie passt und ihre Wirkung tut. Gehen Sie dafür in leichte Trance, und dann wird Ihnen sicherlich etwas Gutes einfallen.

Planung und Struktur

Die Selbsthypnose hat ein einfaches Schema mit logischem Ablauf.

- *Vor der Hypnose:*
    1. Ziel im positiven Wortlaut formulieren. Fragen Sie sich: »Was will ich im Positiven erreichen/bewirken?« Das könnte sein: »Ich möchte in einer Konfliktsituation bei mir bleiben und einen klaren Kopf behalten«, »Ich möchte etwas für meine Heilung tun«, »Ich möchte mich einfach nur erholen«, »Ich will mich auf eine kommende Aufgabe positiv einstellen. Ich lasse mich überraschen, wie ich das schaffen werde«.
    2. Sich das Ziel kurz vergegenwärtigen.
    3. Selbstsuggestion(en) formulieren: »Ich stehe in meiner Kraft«, »Ich bin die Ruhe in Person«, »Ich fühle mich geerdet«, »Ich fühle mich wohl«.

- *Hypnose:*
  4. Einleitung der Hypnose (Atmen, Zählen, Augenfixation etc.).
  5. Dissoziation, d. h. innerliches Hinwandern an einen guten Ort (in der Natur oder in einem schönen Raum).
  6. Von dort aus Auffinden des hypnotischen Raumes oder Ressourcenortes.
  7. Sich in diesem besonderen Raum umschauen und gefühlsmäßig niederlassen.
  8. Aktivierung von Ressourcen (auf der gefühlsmäßigen und körperlichen Ebene) für das Ziel, d. h. sich guter Situationen oder Erfahrungen zu erinnern, die dem Ziel dienen.
  9. Integration dieser Ressourcen, d. h. mit diesen Ressourcen Kontakt aufnehmen, sie intensiv erleben.
  10. Ausgestattet mit diesen Ressourcen, die schwierige Situation visualisieren.
  11. Wie im Film erleben, wie sich die Situation meistern lässt.
  12. Ausblick in die Zukunft mit Erleben der Zielvision (bestandene Prüfung, überstandene Krankheit, Befreiung von Zigarette/Heuschnupfen/Schmerz/Symptom).
  13. Die schon formulierte Selbstsuggestion aussprechen.
  14. Verankerung der erlebten hypnotischen Ressourcenpotenziale durch Fingerschluss, inneres Foto, Symbol, Titel oder Wort.
  15. Tranceausleitung und Reorientierung in das Hier und Jetzt.

Ist die Selbsthypnose eingeübt und sind die Abläufe eingewöhnt, kann es zügiger gehen, z. B. für die Bewältigung einer Herausforderung:

1. Kurzes Sichvergegenwärtigen der herausfordernden Situation.
2. Kurze Einleitung der Hypnose.
3. Mit verankerten Ressourcen Kontakt aufnehmen.
4. Die bewährten positiven Suggestionen nutzen.
5. Hypnosevertiefung mit Integration des Bildes und Gefühls von der Bewältigung/Meisterung der Situation.
6. Tranceausleitung und Reorientierung in das Hier und Jetzt.

Wichtig ist mehrfaches Wiederholen der Selbsthypnose. Wiederholtes Training der Selbsthypnoseinhalte ist wesentlich für nachhaltige neuronale Bahnung und Veränderung auf psychophysischer Ebene. Für Heilung gilt dies öfter, sogar mehrere Male täglich, für Entwicklung weniger oft, z. B. alle zwei bis drei Tage. Bitte beherzigen Sie diesen Punkt, sich selbst zuliebe!

Das *Mitspiel in der Hypnose* gilt auch für die Selbsthypnose, d. h. spielen Sie mit, seien Sie neugierig, achten Sie auf Veränderungen, lassen Sie sich überraschen.

Schnelle Fortschritte werden erreicht durch einfache Erfahrungen mit Mikrohypnoseeinheiten. Sie sind ein kurzzeitiges Absinken in Entspannung, Eintauchen in eine Zielvorstellung, drei ruhige Atemzüge machen, dabei die Augen schließen und sich »Interessant!« sagen, um sich im Nu zu fangen und aus emotionaler Bedrängnis auszusteigen. Sie bewirken kleine positive Effekte, Veränderungen wie freie Atmung, positive Stimmung, entspanntes Selbstgefühl. Auch hier: wiederholen, wiederholen, wiederholen! So gewöhnen Sie sich an neue Denkweisen, erfolgreichere Handlungseinheiten und größere innere Freiheit.

Und wenn es nicht sofort wirkt mit der Selbsthypnose – ruhig Blut!

Kleine Erklärung für einen ungeduldigen Anästhesisten, dessen langjährige schwere Schlafstörungen sich nicht sofort nach der ersten Hypnose auflösten: »Ihre Anästhesie wirkt sofort, ein Schmerzmedikament hat eine gewisse Latenzzeit. Die Selbsthypnose will öfter praktiziert werden, damit sich die Umorientierung auf der neuronalen Ebene bahnt und dann reibungslos läuft.«

Meine erste Selbsthypnose

Jetzt wird es spannend, denn es geht nahtlos weiter mit dem Konzept und der Gestaltung einer ganz persönlichen Selbsthypnose.

Als Erstes vergegenwärtigen Sie sich bitte die aktuelle Situation, für die Sie Hypnose anwenden wollen. Dann definieren Sie Ihr Ziel, und dies, wie schon erwähnt, konkret und in positivem Wortlaut. Finden Sie eine gute und klare Selbstsuggestion. Wählen Sie vorweg auch schon Ihren Ressourcenort, und sei es auf einer Waldlichtung. Suchen Sie sich eine

Induktion aus, die Sie gerade für passend halten, tauchen Sie in Ihre Ressource ein und bitten Ihr Unbewusstes um Mitarbeit. Jetzt dürfen Sie einfach dahinfloaten und es sich gut gehen lassen. Geben Sie sich nun noch eine einfache Suggestion, wie z. B.: »Ich gehe im eigenen Tempo meinen einzigartigen Weg …« Und dann machen Sie die Hypnose rund und stimmig und kehren frohgemut ins Hier und Jetzt zurück. Ja, und jetzt fehlt nur noch der Name dieser Hypnose.

Die Hypnose mit Namen hat ein Gesicht. Wenn wir eine Hypnose entwerfen, ist sie etwas ganz Persönliches, ein Unikat. Das verdient einen einzigartigen Namen, der sie unvergesslich macht. Die »Hypnose mit Namen« bleibt besser im Gedächtnis. Sie hat ein Etikett, ein Gesicht. Sie kann z. B. heißen: »Mein Weg«, »Mitzi, Mo & ich«, »Die Seerosen«, »Im Schwung«, »Die Mondscheinsonate«, »Ich bin es mir wert«.

So taufen Sie Ihre Hypnose zum Abschluss noch:

Es ist leichter, als Sie denken. So trauen Sie sich gleich mal an Ihre erste Selbsthypnose heran! Hier noch mal die 9 Schritte:

1. Ziel formulieren.
2. Ressourcenort finden.
3. Passende Induktion wählen.
4. In Ressource/Heilung/Zukunftsvision »eintauchen«.
5. Unbewusste Arbeit anregen.
6. Zeit der Stille gewähren.
7. Posthypnotische Suggestion formulieren.
8. Trance beenden.
9. Der Hypnose einen Namen geben.

Meine wunderbare Selbsthypnose

Jetzt wird es ausführlicher, differenzierter und anspruchsvoller.
Lesen Sie sich die Anleitung gut durch, und fangen Sie auch hier einfach an. Übung macht den Meister. Nehmen Sie sich ein Blatt Papier, schreiben Sie Stichworte auf und machen eine Skizze. Formulieren Sie sich einen kleinen Text dazu. Hauptsache, Sie haben ein echtes Thema und eine gute Motivation, und sei es nur, gesund zu bleiben.

Aktuelle Situation:

- Beschwerden. Diagnose. Zeitdauer (akut, chronisch). Medikation? Offizielle Prognose.
- Inneres Bild zum jetzigen Befinden/Zustand.
- Bisherige innere Dialoge zu den Beschwerden.
- Eventuelle (suggestiv wirkende) Stellungnahmen anderer (z. B. von Freunden, Ärzten).
- Vage Befürchtungen, Ängste, momentane Perspektive.

Zielsetzung:

- Wunsch/Ziel für die Selbsthypnose.
- Geschätzter Zeitraum bis zum Erreichen des Ziels, der ersten Fortschritte/ der Heilung.

Erste positive Veränderungen (durch Reflexion, noch nicht durch Hypnose):

- Neue innere Dialoge = positive Selbstsuggestionen.
- Inneres Bild zum besseren zukünftigen Befinden/Zustand.

Ressourcen:

- Ressourcenort: realer Ort (Urlaubsort), Fantasieort (Heiltempel, Kraftquelle).
- Ressourcensituation: bewältigte Hindernisse, starke Ich-Zustände.
- Innere Ressourcen: Stärken, Talente, Fähigkeiten.
- Ressourcenzugriff: Wie komme ich immer und überall an meine Ressourcen?

Planung, Konzept, Struktur, Form und Inhalt der Selbsthypnose:

- Aufbau/formelle Struktur meiner Selbsthypnose.
- Du oder Ich-Form?
- Inhaltliches Konzept der Selbsthypnose.
- Ressourcensprache und klare und eindeutige Selbstsuggestionen.
- Einleitung: Atmung, Schwere, Zählen, Dissoziation?
- Ausleitung: Welcher Satz soll nachklingen?

Ausformulierter Text, untergliedert in:

1. konstruktive Formulierung des Themas/der Aufgabe
2. Zielsetzung

3. Hypnoseinduktion
4. therapeutische Dissoziation in den hypnotischen Raum mit allen Attributen unbewusster Kompetenz
5. Umschauen im hypnotischen Raum
6. Utilisation, Nutzen des hypnotischen Zustandes
7. Integration, Zeit der Stille für Einspeicherung und Verankerung der unbewussten Arbeit
8. posthypnotische Suggestion
9. Power-Ausleitung mit konstruktivem Abschlusssatz
10. Namen für diese Hypnose.

> Schreiben Sie den *Text* für die Selbsthypnose wörtlich auf. Holen Sie sich dafür vielleicht noch ein paar Ideen aus dem nächsten Kapitel. Sprechen Sie nun Ihren Text auf ein Aufnahmegerät, und hören Sie die Aufnahme zur Überprüfung erst mal ruhig und konzentriert an. Sicher werden Ihnen Details auffallen, die Sie noch verbessern möchten. Machen Sie das. (Ich gestehe Ihnen, dass ich in den 1980er-Jahren zu Beginn meiner Hypnosetätigkeit alle meine Aufnahmen – Audio wie Video – immer und immer wieder angehört und auf Fehler hin überprüft habe, um mich zu verbessern.) Wenn Sie Ihren Text für optimal halten, sprechen Sie ihn selbst oder lassen ihn von einer Person, die Sie sehr mögen, (z.B. auf Ihr Handy oder, wenn möglich, auf ein besseres Aufnahmegerät) sprechen. Praktizieren Sie diese Selbsthypnose, indem Sie sie über Kopfhörer hören, die nächste Zeit täglich! Seien geduldig, vertrauen sich und lassen sich überraschen!

Selbsthypnose für Fortgeschrittene

Sie sind jetzt schon so weit gekommen, dass Sie Ihre Selbsthypnose perfektionieren können, indem Sie …
a) folgendermaßen vorgehen:

- Vergegenwärtigen Sie sich das Thema beziehungsweise das Problem.
- Nehmen Sie sich jetzt fest vor, das Thema/das Problem zu bewältigen.

- Suchen Sie in der Trance einen schönen Ort auf, der sich absolut sicher anfühlt.
- Kommen an diesem Ort zur Ruhe, bis Sie sich vollkommen ausgeglichen und gelassen fühlen.
- In der Ferne, vielleicht auch auf einer Leinwand, lassen Sie die problematische Situation erscheinen, betrachten sie jetzt aber mit einem völlig entspannten Gefühl.
- Dieses völlig entspannte Gefühl behalten Sie, auch wenn Sie sich der Situation nähern. Sie können außerdem ein »zweites Ich«, eine Art »Super-Ich«, sich zu dieser Situation hinbewegen lassen, und Sie schauen ihm wie von außen zu.
- Erleben Sie Ihr zweites Ich, wie es dank innerer Ruhe und Gelassenheit mit dieser Situation auf neue Art und Weise gut umgehen kann und sie meistert.
- Verschmelzen Sie im inneren Erleben mit Ihrem »Super-Ich« und seien Sie selbst die kompetente Person.
- Bewegen Sie sich frei und sicher und nehmen alles intensiv wahr.
- Ruhen Sie sich danach gut aus, und lassen Sie das wirken.
- Genießen Sie Ihren Erfolg und lassen sich überraschen, wie sich Ihr Erleben verändert und damit auch das Gefühl und die innere Vorstellung von dem Thema.
- Tauchen Sie in Zukunft immer mal wieder in die erlebte Stärke ein und etablieren damit die neue Version und die neuen, erfolgreichen Reaktions- und Gefühlsmuster. Machen Sie das bevorzugterweise vor dem Einschlafen, für eine intensive unbewusste Beschäftigung über Nacht mit Ihrer Zielsetzung.

b) Sie können aber auch eine fantasievolle »Umdeutung« einer z. B. angstmachenden Situation erfinden und dazu einen schönen Text für sich entwerfen wie in dem Beispiel zur Platzangst im MRT (nach Irina Schlicht).

Zugegebenermaßen gibt es einen gemütlicheren Platz als in der Röhre. Aber manchmal muss es halt sein. Und wenn Sie zu denjenigen gehören, die klaustrophobische Tendenzen haben und beim Thema »MRT« in Panik geraten und es ohne eine ausreichende Menge Beruhigungspillen keine Sekunde in der Röhre aushalten, gibt es ein »Rezept«: Gehen bei MRT auf Reisen!

Malen Sie sich vor der Untersuchung eine schöne Reise auf einem Schiff aus, auf der Sie dann in der Röhre durch die Behandlung einfach hindurchschippern.

Die Magnetresonanztomografie ist zeitweise ja mit sehr starken Geräuschen verbunden, welche hier umgedeutet – oder besser noch utilisiert – werden, und zwar als das unüberhörbare Arbeiten der Schiffsmotoren. Eingeführt wird eine Hilfsfigur in Person des »treuen Schiffsmechanikers« (entsprechend dem Schaffner in »Mein Schlafwaggon trägt mich sanft durch die Nacht«, Teil II, Abschn. 7), der »sich um alles gut kümmert«. So können Sie auf Ihrem Schiff entspannt reisen und den Ausblick auf die in der Ferne vorbeiziehende Küste genießen. (Es versteht sich, dass die Augen während der gesamten Untersuchung geschlossen bleiben.)

Hier ein beispielhafter Trancetext dazu:

»Ich gehe jetzt auf eine Schiffsreise, so angenehm, so schön, so beruhigend ... und auch, wenn ich immer wieder die Motoren des Schiffes lautstark höre ... dieses Klopfen und Hämmern ... weiß ich, dass alles in Ordnung ist ... der Schiffsmechaniker unten im Maschinenraum kümmert sich gut um alles ... und so ruhe ich oben auf dem Deck ganz bequem und entspannt in meinem Deckchair ... es ist so angenehm warm, die Sonne scheint ... das Meer liegt ruhig vor mir ... sanft schwappen kleine Wellen an die Bordwand ... ich spüre eine leichte Brise ... so mild ... so wohltuend ... und immer mehr breitet sich ein wohliges Gefühl von Freiheit und Weite in mir aus ... und ich betrachte in Ruhe die beschauliche Küstenlandschaft.

Und was man da alles sehen kann! ... den hellen Sandstreifen des breiten Strandes ... und wenn man genau hinschaut, erkennt man hier und da ein paar bunte Sonnenschirme, die so klein aussehen wie die Papierschirmchen auf einem Eisbecher ... so sommerlich ... so heiter ...

Und der Schiffsmechaniker treibt wieder die Maschinen an ... man hört das Dröhnen, das Hämmern ... und wie beruhigend ist es zu wissen, dass er seine Arbeit macht und man ganz sicher vorankommt, während ich den Blick auf die Küste genießen kann ...

Das Meer ist so ruhig ... die Sonnenstrahlen glitzern auf der Wasseroberfläche ... ein paar Möwen folgen dem Kielwasser des Schiffes ... ich liege so bequem auf dem Deckchair ... zwischen den kleinen Ruhepausen, in denen das Schiff lautlos dahingleitet, macht sich der treue Schiffsmechaniker immer wieder lautstark mit seinen Maschinen bemerkbar ... wie

beruhigend ... wie sicher ... ich schaue weit über das Wasser auf die Küste ... atme frei durch ... spüre das Gefühl von innerer Weite ... rieche die Meeresluft ...
Zwischen dem Grün von Bäumen und Sträuchern sind kleine Dörfer mit ihren weißen Häusern zu erkennen ... so idyllisch ... so geruhsam ... wie schön, dieser Fernblick auf die Küste ... was für eine angenehme, schöne Fahrt ...
Und wenn das Schiff irgendwann in seinen malerischen kleinen Hafen einlaufen wird, werde ich mich noch lange an die schönen Bilder voller Ruhe und Friedlichkeit erinnern.«

Schneidern Sie nun diese beispielhafte Hypnose passgerecht auf sich zu, vielleicht für ein ganz anderes Vorhaben oder Thema!

Selbsthypnotische Fantasiereise – Sinn, Inhalt und Reiseziele

Diese kleine Schiffsreise ist schon das Prélude zum Thema »Fantasiereisen«. Bei ihnen liegen das Augenmerk und somit alle Sinne auf der therapeutischen Visualisation. Was sind nun therapeutische Fantasiereisen, und wohin entführen sie uns?

Sinn dieser wundervollen Reisen ins Fantasialand der Hypnose sind Abstand, Klarheit, Vernunft, Handlungsfähigkeit, Meisterung, Integration, Heilung, und das immer in Kontakt mit den unbewussten Stärken.

Je nach Stimmung, Zielvorstellung und persönlicher Vorliebe ermöglicht der *Inhalt* der Fantasiereisen geistige Distanz für Klarheit, Vernunft, Objektivität, Handlungsfähigkeit und Meisterung.

Reiseziele mögen zum Ausruhen zu Beginn erst mal nur karibische Hängematten oder gemütliche Höhlen für sichersten Schutz sein. Dann aber bringen diese Reisen an gute, vielleicht auch verzauberte Orte, an Kraftquellen oder wandern mit uns ins Archiv des unbewussten Wissens. Mit ihnen finden sich Erlebnisse, die schön und ressourcenreich sind. Sie fliegen mit uns hoch in die Lüfte für weiten Abstand, wo sie uns Blicke in Zielträume oder in Traumziele gewähren. Sie führen uns auch zu magischen Orten, auch Kraftorten, an Thermalquellen, in Heiltempel, in Wellnesssessel, ins Tal der Schmetterlinge, auf ein Floß auf der Isar bei Vollmond, auf die Märchenwiese, an die raue See, auf die »Insel der Liebenden« (Milos), auf eine Exkursion durch den Kopf (Helenas Reise) oder in das Archiv des Lebens. Es können auch vergangene Erlebnisse sein, die schön und ressourcenreich waren. Erinnerungen, die einfach guttun. Der Flug mit dem Adler hoch in den Lüften gewährt die optimale Weitsicht, der Blick durchs Schlüsselloch eine Zukunftsvision. Im Asklepieion sinken wir in den berühmten Schlaf und seine bedeutungsvollen Träume.

Oder wir landen am Strand mit dem wundervoll weichen Sand und schließen Freundschaft mit dem Oktopus. Das jedenfalls erlebte ein Filmarchitekt, der unter einer schweren Form von Psoriasis litt. Hier seine Geschichte mit ihren starken Bildern für tiefgreifende Heilung.

»Der Oktopus« – Therapeutische Fantasiereise in der Selbsthypnose bei Psoriasis (Arthropathia psoriatica)

1. »Ich liege an einem Strand auf sonnendurchglühtem Sand direkt am Wasser. Die Ebbe reicht mir gerade bis an die Fußspitzen. Die Sonne wärmt wohltuend meine Haut und dringt bis in meine Knochen. Es plätschern kleine, sanfte Wellen, sie spülen spielerisch das Wasser über meine Füße. Die Flut steigt langsam, und das Wasser umspült meinen ganzen Körper mit feinem Sand. Ich sehe und fühle, wie meine Haut allmählich wie durch feines Schmirgelpapier gereinigt wird. Sie wird glatter und weicher, elastischer und entspannter.
2. Mit der Flut nähert sich ein prächtiger Oktopus. Er legt sich über meinen Körper. Seine Knöpfe saugen sich auf meinen Plaques fest. Ihre speichelartige Flüssigkeit dringt in die Plaques und löst sie auf. Die Arme saugen die Reste auf, was sich wie eine Massage anfühlt. Mit der aufkommenden Ebbe zieht sich der Oktopus ins Meer zurück und stößt die roten Häute aus. Ein Schwarm bunter Fische nähert sich neugierig den Plaques und vertilgt sie restlos. Es bleibt nichts außer der Stille des Ozeans.
3. Mit der nächsten Flut erscheint das Meerestier von Neuem und legt sich wieder über mich. Haarfeine, transparente Tentakel dringen in meinen Körper und umfühlen alle meine Knochen und Muskeln. Wie Saugröhren ziehen sie die roten Entzündungen, das grüne Gift und die weißen, kristallinen Ablagerungen heraus. Auch dieses Mal fühlt es sich wie eine wohltuende Massage an. Mit der aufkommenden Ebbe taucht das Weichtier wieder ins Meer zurück und stößt die grüne und weiße Flüssigkeit

aus, die sich im Meer komplett auflöst. Es bleibt nichts außer der Stille des Ozeans.

4. Bei der dritten Flut tauche ich mit dem Oktopus durch die Tiefen des Meeres. Meine Gelenke sind weitgehend beschwerdefrei und flexibel, meine Bewegungen geschmeidig. Diese Vorstellung dauert eine Weile an. Zurück am Strand, creme ich mich mit einer heilenden, öligen Milch ein und gehe nackt am langen Strand spazieren. Ich genieße Sonne und Wind auf der Haut, ich fühle mich wohl.«

Anmerkung: Der Filmarchitekt entwirft in weiteren Selbsthypnosen sehr fantasievolle und für ihn stimmige Bilder, die wie Fortsetzungsfilme wirken. Neben der Psychotherapie hält er eine bestimmte Diät ein und krempelt sein Leben um. Bei einem zufälligen Kontakt viele Jahre später sagt er lachend: »Es geht mir gut!«

Ihre persönliche Fantasiereise

Gestalten Sie Ihre ganz persönliche Fantasiereise nach diesen Aspekten: Sinn, Inhalt, Reiseziele.

Was wollen Sie erzielen? Was brauchen Sie dafür? Wo ist für Sie der beste Ort für Ihr Vorhaben?

Machen Sie sich einen Plan wie für eine Urlaubs- oder Pilgerreise, auf der Sie etwas erfahren, entdecken oder lernen möchten. Legen Sie Sinn, Inhalt und Reiseziele eindeutig und klar fest, bevor Sie in den hypnotischen Raum eintreten.

Skizzieren Sie Ihre »Reiseroute«, notieren Ihre Fragen und Wünsche, malen Sie sich den Ort aus, den Sie besuchen werden, formulieren Sie Ihre Selbstsuggestion, d.h., machen Sie sich ein richtiges Programm in diesem Sinne:

- Heute ist der .... (Datum).
- Mein Wunsch/Ziel für diese Hypnose ist: ....
- Wichtig zur Erfüllung meines Wunsches/Erreichen meines Ziels ist:

  ....

  ....

- Wie komme ich dorthin? ....
- Meine Ressourcen finde ich am besten hier: ....
- Meine gute Selbstsuggestion lautet: ....
- Dieses Bild soll (beruhigend, stärkend, belebend, heilsam) in mir nachklingen ....
- Mein GPS ist mein Unbewusstes, und das führt mich sicher und zuverlässig.

Ideomotorische Arbeit in der Selbsthypnose

Jetzt wir es noch spannender!

Die ideomotorische Technik ist eine besondere Art der Kommunikation mit dem Unbewussten für den Zugang zu den schöpferischen Ressourcen und zum reichen Archiv der Lebensgeschichte. Die von LeCron, Cheek und Erickson initiierte ideomotorische Arbeit nutzt unbewusste Bewegungen der Finger als Kommunikationssystem. Mit einem raffiniert ausgeklügelten Frage-und-Antwortspiel lässt sich dank dieser Technik auf kluge und leichte Weise diagnostisch und therapeutisch wertvolle Arbeit leisten. Wir stellen dabei die Fragen nicht, um verbale Antworten zu bekommen, sondern um indirekte und sozusagen unbewusste Auskunft zu erhalten, und zwar über unwillkürliche, spontan erfolgende Körperbewegungen unter Umgehung kognitiver Leistungen. Diese autonom erfolgenden und somit unbewussten »Antworten« unterscheiden sich

- in einfache ideomotorische Bewegungen, z. B. das Senken eines Armes, das »Ausleeren« der Hände, das Bewegen beider Arme oder die Hinbewegung einer Hand in Richtung Körper und
- in differenzierte ideomotorische Bewegungen, sogenannte Fingersignale oder Fingerzeichen zur Gewinnung von Antworten und zum Initiieren von tiefen unbewussten Prozessen.

Diese besondere Hypnosetechnik kann in modifizierter Form auch in der Selbsthypnose angewendet werden und ermöglicht damit einen besonderen »Tiefgang« mit anschließendem »Höhenflug«. Wir geben hierbei die gestellte Aufgabe vollkommen an die unbewusste Ebene ab.

Die einfachen ideomotorischen Bewegungen sind am leichtesten in die Selbsthypnose einzubauen. Einige davon sind im nächsten Kapitel didaktisch beschrieben und/oder im Wortlaut als Hypnoseanleitung wiedergegeben (s. u.). Zu dieser Gruppe gehören die Hypnosen: »Die heilende Hand«, »Mein Segelschiff«, »Die chinesische Muschel«, »Raum schaffen«, »Sammeln« und »Ausleeren«. Einige dieser Techniken sind eingewebt in die Hypnosen, andere finden sich schon im Titel wieder.

Bei den differenzierten ideomotorischen Bewegungen nutzen wir die Fingersignale – außer zum Säen von Ideen durch unsere Fragen – hauptsächlich als Resonanz und Feedback zur Hypnosearbeit. So fragen wir ideomotorisch nach, ob das Unbewusste einverstanden ist, das Thema zu bearbeiten. Nach dem automatischen, unwillkürlichen Heben eines Fingers, was der Antwort »Ja« entspricht, können wir uns zurücklehnen und einfach vertrauen. (Falls kein Heben des Fingers erfolgt, ist die Frage falsch gestellt, der Zeitpunkt ungünstig oder das ideomotorische System noch nicht richtig gebahnt. Das braucht einfach ein wenig Zeit. Machen Sie dann ruhig weiter, lassen sich nicht beirren und vervollständigen Ihre guten Vorstellungen zu dem Thema, das Sie beschäftigt.) Dann können wir noch Suggestionen geben bezüglich guter Träume, sinnvoller therapeutischer Weiterarbeit in der Tiefe im Stillen und erweiterten Handlungsspielraums. Die Aufmerksamkeit liegt im Weiteren konsequent auf der Veränderung innerer Muster, der Verbesserung der Gefühlslage, einer Meisterung von Herausforderung, der Schmerzbewältigung – oder dem, was auch immer angesagt ist.

Ideomotorische Inbetriebnahme des unbewussten Systems in der Selbsthypnose

Spielen Sie mit diesen Fragen:

- Gibt es eine tiefere (unbewusste) Bereitschaft zur Mitarbeit?
- Gibt es schon ein Wissen um die Lösung/Heilung?
- Kann dieses Wissen jetzt Anwendung auf tiefer, unbewusster Ebene finden?
- Gibt es Unterstützung jetzt?
- Kann unbewusste Arbeit jetzt beginnen?
- Ich bitte um ein Fingerzeichen, wenn die Arbeit getan ist.

- Anzeige der Beendigung der unbewussten Arbeit.
- Ist für heute genug getan?
- Kann die Arbeit im Stillen weiterlaufen?

Anschließend gehen Sie in aller Ruhe Ihrem Tagewerk nach und halten immer mal wieder mal nach positiven Veränderungen Ausschau.

Literatur

Cheek, D. B. (1994): Hypnosis. The application of ideomotor techniques. Massachusetts (Allyn and Bacon).

Cheek, D. B. u. E. L. Rossi (1988): Mind-body therapy. Methods of ideodynamic healing in hypnosis. New York/London (Norton).

Die Selbsthypnoseserie

Jetzt geht es mit der hohen Kunst der Selbsthypnose weiter, und das wäre das Entwerfen eines ganzen therapeutischen Ablaufes in einer Serie. Begonnen wird dabei immer mit dem Kennenlernen von Hypnose, d. h. dem Vertrautwerden mit dem hypnotischen Zustand, mit dem schrittweisen Nachlassen und dem Hinwandern oder Hinschweben an einen angenehmen, dem Ziel entsprechenden Ort. Der Aufbau einer Serie ist hier beispielhaft aufgezeigt.

Beispiel: Nehmen wir an, Sie sind ein Mensch, der sich etwas zu viel Gedanken zu seiner Gesundheit macht und zu wenig Glauben in die Kraft seines Körpers und die gesunde Funktion seiner Organe hat. Im Fachjargon heißt das »Hypochondrie«.

In diesem Fall könnte man folgenden selbsthypnotischen Therapieablauf aufstellen, der sich natürlich immer wieder modifizieren lässt, wenn sich abzeichnet, dass sich die Zielsetzung verändert oder Entwicklungsprozesse gar nicht oder zu schnell vorangehen.

Machen Sie pro Woche nur eine Hypnose, und zwar im chronologischen Ablauf wie in den folgenden acht Schritten beschrieben.

1. Aufrichtige Würdigung des Verhaltens, und sei es noch so seltsam. Warum? Jedes Verhalten hat Sinn, wenn man den Kontext versteht. So hat auch eine Hypochondrie ihre Geschichte. Ihre Anerkennung ist die Voraussetzung für Veränderung.
2. Wiederholtes Erleben sehr tiefer Hypnose. Warum? Es geht darum, sich innerlich vollkommen zu entspannen und dabei zu erfahren, dass der Körper – auch so »losgelassen« – vollkommen reibungslos funktioniert.

3. Kontakt zu dem »Urskript« im Körper aufnehmen. Warum? Das Urskript – der Neandertaler in uns – kann nur gesund, kraftvoll und aktiv sein.
4. Kontakt zu dem »inneren Diamanten«, der unverletzlich ist und es auch immer bleiben wird, aufnehmen. Warum? Der innere Diamant ist Sinnbild für geistig-seelische Unversehrtheit, Unerschütterlichkeit und Ausdauer. Diese Qualitäten ruhen auch unter schwierigen Bedingungen immer in uns und lassen uns schwierige Situationen durchstehen. Es ist eine Besinnung auf uns selbst, ermutigend und stärkend.
5. Reisen durch den Körper, mit Spiegel, Lupe, Hörrohr, Waage etc., in denen akribisch ausgekundschaftet wird, ob tatsächlich irgendwo etwas im Argen liegt, um das man sich kümmern muss. Warum? Dieser Erkundungsgang durch den Körper in Hypnose hat eine tiefe Wirkung in Richtung Beruhigung und Sicherheit. Wenn tatsächlich eine »Schadstelle« gefunden werden sollte, muss für sie gesorgt werden.
6. Eindeutige, sinnvolle Suggestionen des Inhalts formulieren, dass Sie sich jetzt auf die gesunde Seite des Lebens stellen wollen, denn das Leben ist ja nicht unendlich. Warum? Die im Wachzustand gefundene und in Hypnose aufgenommene Suggestion hat vorzügliche Wirkkraft in Richtung Befreiung und Normalisierung. Unnötige Ängste werden vertrieben.
7. Das Unbewusste um Hilfe bitten, neue Interessen zu finden und neue Akzente im Leben zu setzen. Warum? Es erfolgt Aufmerksamkeitsfokussierung auf andere Projekte. Die Ablenkung von unnötiger Sorge durch interessante andere Themen fokussiert auf gesunde Weise auf andere Bereiche. Die Symptomatik gerät in den Hintergrund, vielleicht in Vergessenheit. Das Normale wird wieder Gewohnheit.
8. Aktives Abschließen des Themas und Lebenskapitels der übergroßen und tatsächlich ungesunden Sorge um die Gesundheit. Warum? Sorgen machen krank. Finden Sie ein schönes hypnotisches Ritual, das Kapitel zu schließen (Mögliches Ritual: Alle Sorgen aufschreiben, in Briefkuvert stecken, an sich selbst adressieren. Den Brief nach Ankunft im eigenen Postkasten neun Tage nicht öffnen, aber gut sichtbar liegen lassen. Erst danach öffnen und lesen. Dann das Geschriebene verbrennen und die Asche dort verstreuen, wo der Wind sie verwehen kann oder ein Wasser, z. B. ein Fluss, sie mitnimmt.)

In Teil II erwartet Sie eine Fülle von unterschiedlichen Hypnosen zu unterschiedlichen Themen mit allen Techniken, die Ihnen jetzt schon bekannt sind. Viel Spaß!

Aber bevor Sie nun richtig in die Arbeit einsteigen, probieren Sie doch mal den kleinen Appetizer im nächsten Abschnitt, den Sie sich auch gerne von mir erzählen lassen können.[2]

Selbsthypnose heißt: in Liebe bei sich sein

Einführung in die Selbsthypnose

Das ist eine Premiere ... eine Premiere in Selbsthypnose für Sie ...
und vielleicht auch nicht, denn ich nehme an, dass Sie sich vielleicht schon öfter mal selbst hypnotisiert haben. Ob zu Ihrem Positiven, weiß ich natürlich nicht, aber auf jeden Fall lernen Sie das nun hier und jetzt!

Ich vermute, Sie sind eine aufgeschlossene Person, ein Mensch mit Humor, tatkräftig, lebendig ... und aktiv ... Sie wollen etwas ausprobieren ...
und sogar die Selbsthypnose erlernen ... ja, das ist doch was ...
und dann legen wir einfach mal los ...

Sie liegen da ... und haben die Augen geschlossen ...
und Sie brauchen erst mal überhaupt nichts zu tun ...

Sie liegen da ... und haben die Augen geschlossen ...
Sie können mir zuhören, Sie brauchen es aber nicht ...
Sie können sich einfach spüren ... und dabei mehr und mehr zu sich kommen ...

Selbsthypnose ... ist eine wunderbare Sache ... das heißt nämlich, in Liebe bei sich zu sein ...
für sich selber da zu sein, sich selber zuzuhören ...
und einfach sich selbst in die Arme zu nehmen.

Und Sie haben Erfahrung, Sie kennen sich aus mit Menschen ...
und alles, was Sie zu geben imstande sind, geben Sie sich jetzt selbst ...
und wie?

Wie gesagt, Sie liegen da ... Sie atmen ...
Sie sinken dabei und schweben auch ein bisschen ...
spüren, wie die Luft hereinströmt durch Ihre Nasenlöcher ... kühl und trocken ...

2 Siehe https://www.carl-auer.de/selbsthypnose-therapie-in-eigenregie [9.1.2023].

Und ebenso wieder hinausfließt durch Ihre Nasenlöcher ... warm und angefeuchtet ...

Ein und aus ...
Und Sie hören vermutlich dieses feine Geräusch der Atmung ...
wenn die Luft durch die Nasengänge streicht ...
Ein ... und wieder aus ... immer ruhiger ... immer langsamer ...
wie die Wellen des Wassers, wenn das Meer ganz ruhig ist ...
da kommt eine Welle heran an den Strand ... mit dem feinen, weichen Sand ...
und zieht sich wieder zurück ...
um nach einer kleinen Weile wieder heranzuspülen ... und sich wieder zurückzuziehen ...
unermüdlich ... ewiglich ... so verlässlich ... so natürlich ...

Und wenn Sie dem mit Ihrer inneren Aufmerksamkeit folgen ...
kommen Sie mehr und mehr ins Träumen ...
denn Selbsthypnose ist auch ein schöner Traum ...
in innerer Geborgenheit, behütet und beschützt ...
in vollkommener Eigenkontrolle ...
ganz im Zentrum Ihres Seins ... und in der Begegnung mit sich selbst ...
und diesen wunderbaren Kräften in sich selbst ...
die stets dafür gesorgt haben, dass Sie sich treu geblieben sind ...
und durch alles hindurchgekommen sind ...
mit Ihrer Kraft, mit Ihrem Leuchten und Ihren Stärken, bewusst und unbewusst ...

Und hier nehmen Sie Kontakt auf mit Ihrem inneren Leuchten ...
mit diesem ganz wunderbaren, energievollen inneren Schatz ...

Ist dies ein Diamant ... ein inneres Feuer... oder ein innerliches Lächeln ...?
oder etwas ganz anderes, Ihnen Eigenes?

Sie werden es gleich erfahren ...
denn Sie erkunden es jetzt ...

Sie erspüren es ... Sie erfahren es ...
Es ist dieser Halt, den Sie empfinden ... und das Leben, das in Ihnen pulsiert ...
und das Sie ausmacht ...

Es wird Ihnen ein Vergnügen sein ... und vielleicht ganz zufällig passieren ...

wenn Sie irgendwo in Ruhe sind ... Zeit haben für sich ...
dass Sie zu sich hingehen ... und dieses Leuchten antreffen ...
das Feuer ... den Diamanten, das Lächeln ...
oder alles zusammen und ganz Ihr Eigenes ...
und sich auf eine neue Art und Weise begegnen und wissen: »Das bin ich!«

Und weil es sich schön anfühlt ... kräftigt es Sie ...
und Sie werden jedes Mal aufgetankt davon zurückkehren ...
und Sie werden jedes Mal und wann immer Sie es brauchen ...
ganz automatisch daran denken, sich etwas Gutes zu tun ...

Ist es nicht herrlich? ... Man braucht nichts von außen.
Völlig unabhängig ... können Sie selbst für sich sorgen ... in sich Kraft tanken ...
Stabilität und Stärke ... und bleiben Sie jetzt noch dabei ...
wandern ein wenig herum ... entdecken das, was noch zu entdecken ist ...

Und das ist die innere Bewegung ...
Sie kennen die äußere, gezielte, geführte Bewegung ...
Sie kennen die schnelle, federnde Bewegung ...
und die nach innen stabilisierende Bewegung, die Sie immer wieder ins Lot bringt ...
und immer wieder in den Ausgleich ... und ... von da aus können Sie Exkursionen machen ... um Ihre Seele zu beflügeln ... Ihren Kopf zu klären ... Ihre Träume zu beleben ...
und Ihren Körper zu heilen, bis in die kleinste Einheit ...

Da, wo Sie angekommen sind mit der Selbsthypnose ... da können Sie starten ...
in jede Richtung ...

Vorher denken Sie sich vielleicht was aus: »Ich möchte heilen ... ich möchte etwas klären ... Ich möchte etwas überwinden/hinter mir lassen ... ich möchte schön träumen ... ich möchte meine Seele ins Schwingen bringen!«

Dann ... gehen Sie in diese wunderbare Verfassung, in Ihr inneres Zentrum ...
und von dort aus schwärmen Sie aus ...
mit Ihrer guten Energie und erobern sich das, was Sie gerade brauchen ...
Und ... es wird Ihnen gelingen ...

Selbsthypnose-Logbuch – Dokumentation der selbsttherapeutischen Arbeit mit Hypnose

In den therapeutischen Sitzungen notiere ich – vermutlich wie die meisten meiner Kolleginnen und Kollegen – alles, was mir wesentlich erscheint. Zu Beginn das momentane Befinden, die Konflikte, Schmerzen und Belastungen, die in die Therapie führten, die Historie der Beschwerden und die bisherigen Bewältigungsversuche. Dabei halte ich die Beschreibung von Gefühlen sowie bedeutungsvolle Aussagen wortwörtlich fest. Ebenso aussagekräftig wie die geschilderten problematischen Situationen sind aber auch jene, die als symptomfrei beschrieben werden und in denen vielleicht gute Laune den Ton angibt, denn sie deuten darauf hin, dass unter bestimmten Bedingungen eine Symptomfreiheit oder Handlungskompetenz möglich ist. Der momentane Lebenskontext und die Rückwirkungen der Thematik auf Nahestehende runden das Bild ab. Angaben über Wünsche, Träume und Ziele sowie Ideen zur Problemlösung und möglichen Zukunftsgestaltung weisen die ersten Schritte in die gewünschte Veränderung auf. In jeder weiteren Therapiesitzung werden Rückschritt, Fortschritt, Entwicklung, Veränderung und Meisterung minutiös dokumentiert, womit der gesamte therapeutische Prozess chronologisch wie ein Fortsetzungsroman aufgezeichnet wird. Nebenbei werden die angewendeten Hypnosetechniken sowie therapeutischen Hausaufgaben oder Rituale aufgezeichnet.

Wenn ich den Personen, die über eine längere Zeitdauer oder in großen Intervallen immer mal wieder eine Therapiesitzung in Anspruch genommen haben, zu einem späteren Zeitpunkt die Überlegungen, Klagen, Aussagen und Probleme, die ich in der ersten Sitzung dokumentiert hatte, für ihre eigenen Selbstbestätigung noch einmal vor Augen halte, wird deutlich, welche Entwicklungen sich vollzogen haben, denn leicht gerät in Vergessenheit, was früher so alles beklemmend und beschwerlich war. Es ist jetzt so alltäglich, dass es »anders« ist. Der Schlaf erholsamer, die Atmung freier, die Gesundheit stabiler, die Stimmung gelöster.

Das Gleiche gilt für die Beurteilung der selbsttherapeutischen Arbeit. Es ist von unschätzbarem Wert, bei Beginn die momentane Situation akribisch aufzuzeichnen, um sich später zu vergegenwärtigen, was alles erreicht wurde. So empfehle ich, die Themen und Herausforderungen zu Beginn der Arbeit mit diesem Buch zu dokumentieren, ebenso wie den gesamten weiteren Verlauf. Notieren Sie präzise Ihre Arbeit und Erfahrungen mit Hypnose, um später einmal abzugleichen, wie weit Sie vorwärtsgekommen sind. Legen Sie sich dafür Ihr ganz persönliches Selbsthypnose-Logbuch an, das Sie parallel zu Ihren Experimenten, Erfahrungen und Freuden mit Hypnose führen.

Sie hissen die Segel, lichten den Anker und beginnen, Ihr Schiff durchs Wasser gleiten zu lassen. Jetzt fehlt nur noch diese Art Tagebuch, damit Sie Ihre Abenteuer, die Stürme und sicheren Häfen, die hohen Wellen und das ruhige Gewässer, die Piraten und die Trauminseln, die Korallenriffe mit den Haien und die zierlichen, schillernden Fische im Seegras, aufzeichnen können. So ein Logbuch kann ein wertvolles Exemplar richtig zum Reinschreiben sein, wie die Forscher es früher führten. Aber vielleicht dünkt Ihnen ein Ordner in Ihrem Computer praktischer oder eine nüchterne Excel-Tabelle entsprechender. Es soll Sie und Ihren Weg mit und in Hypnose widerspiegeln. Wichtig ist, wesentliche Eckdaten Ihrer Erfahrungen mit dem Erlernen und Praktizieren von Selbsthypnose kontinuierlich aufzuzeichnen, um den Lernprozess zu dokumentieren und im Nachhinein vermutlich erstaunt zu sein, wie leicht Sie vorwärtsgesegelt sind.

Sie können auch auf den hier folgenden freien Seiten gleich schon anfangen. Um wirklich einen guten Überblick zu behalten, notieren Sie das Datum, an dem Sie die Selbsthypnose beginnen, den Ort und Ihr momentanes Alter. Dann Ihre Motivation, Wünsche, Erwartungen, Ziele, Ideen.

Ich gebe Ihnen an dieser Stelle nur ein paar Anregungen, wie Sie das Selbsthypnose-Logbuch beginnen können. Alles Weitere kommt Ihnen von selbst in den Sinn. Vielleicht zeichnen Sie auch Skizzen dazu oder fügen Selfies ein. Hauptsache, Sie bleiben sich treu und glauben an sich.

Ich würde wünsche Ihnen von Herzen gutes Gelingen!

Heute ist der ...

Ich befinde mich in ...

Ich bin jetzt ... Jahre alt.

Ich habe schon Vorkenntnisse in Hypnose und Selbsthypnose ...

Für mich ist Hypnose etwas vollkommen Neues ...

Ich habe dieses Buch zur Selbsthypnose erworben mit folgender Motivation: ...

Für mich ist wichtig, mit Selbsthypnose zu erreichen, dass ich ...

Ich habe folgende Ziele: ... ...

Ich habe folgenden Plan: ... ...

Meine erste Erfahrung mit Selbsthypnose habe ich mit dieser Technik gemacht: ...

Ich habe mich dabei streng an die Anleitung gehalten ...

Ich habe einen eigenen Weg ausprobiert ...

Das Ergebnis war folgendes: ...

Meine erste Selbsthypnose habe ich folgendermaßen zusammengestellt: ...

Während der Hypnose habe ich Folgendes beobachtet: ... ...

Nach der Hypnose ist es mir so gegangen: ... ...

Ich war enttäuscht, dass ...

Ich war positiv überrascht, dass ...

Ich wende Selbsthypnose in folgenden Abständen an: ... ...

Stichpunkte zu meiner ersten Selbsthypnose: ... ...

Wortlaut meiner ersten ausformulierten Selbsthypnose, die ich mir dann selbst spreche: ... ...

Ich halte immer genau fest, wie ich reagiere, wie es mir geht und was es nach der Hypnose für einen Effekt auf mich hat.

2 SELBSTHYPNOSE-ANLEITUNGEN

Wie Sie die Selbsthypnoseanleitungen in diesem Kapitel erfolgreich anwenden

Die hier vorliegenden Selbsthypnoseanleitungen haben vier unterschiedliche Formate:

1. *Hypnoseanleitungen mit ideomotorischer Bewegung:* Hier sind Handlungsanweisungen mit wenig Text aufgezeichnet.
2. *Texte mit Handlungsanweisungen für Selbsthypnosetechniken:* Hier lesen Sie bitte sowohl Inhalt als auch Schrittfolge aufmerksam durch, prägen sie sich ein und lassen sie im leichten Trancezustand innerlich durchlaufen. Nach ein paar Wiederholungen automatisiert sich das hypnotische Geschehen, und Sie können noch mehr nachlassen, noch mehr genießen und einen noch tieferen Effekt verspüren (wie beispielsweise in »Mein Sommer wird schön!«, »Der sichere Ort«).
3. *Ausführliche Texte in der Du-Form:* Die Du-Form hat ermunternden und ermutigenden Charakter (wie beispielsweise in »Die Arme weit ausgebreitet«).

4. *Ausführliche Texte in der Ich-Form:* Die Ich-Form wird – gleich einem Selbstgespräch – als sehr nah empfunden und wirkt direkt in die Tiefe (betrifft die meisten Texte).

Lesen, Sprechen, Hören, Genießen

Sie können die Texte in Ruhe durchlesen und gehen dabei innerlich mit. Das wäre schon alles, sollte aber pro Text wiederholt geschehen, z.B. alle zwei Tage denselben Text über zwei, drei Wochen. Oder, viel besser, Sie lesen die Trancetexte erst einmal in Ruhe und aufmerksam durch, um den Inhalt zu erfahren, ihren Ablauf und die Bilder kennenzulernen und die enthaltenen Suggestionen zu erfassen. Danach sprechen Sie sich den Text, mit vielen Pausen versehen und mit wohlwollender Stimme, in ein Aufnahmegerät von besserer Qualität. Es kann natürlich auch Ihr Handy sein.

Beim Lesen und Sprechen helfen Ihnen die Zeilenumbrüche und die drei Punkte, die Sätze in sinnvolle kleine Tranceeinheiten zu »portionieren«. Das ist wichtig, damit gewährleistet ist dass jede kleine Einheit ihre Wirkung entfaltet, die Trance vertieft und die gewünschten Bilder und Gefühle hervorruft. Z.B. liest sich der Wortlaut von »Schlafwaggon« (Teil II, Abschn. 7, »Mein Schlafwaggon trägt mich sanft durch die Nacht«) im Fließtext fast wie eine banale Gebrauchsanweisung, womöglich auch noch eine Matratzenreklame:

> *Tiefer und tiefer sinke ich in die Matratze der Nacht. Schlaf hüllt mich ein, sicher bewacht. Schlafhormone schütten sich großzügig aus, Schlafenergie strömt warm durch die Glieder, samtene Ruhe, wohlige Schwere, herrlicher Schlaf.*

In der portionierten Form der Hypnosesprache erzählt, klingt derselbe Text gleich ganz anders:

> *Tiefer und tiefer sinke ich in die Matratze der Nacht ...*
>
> *Schlaf hüllt mich ein ... sicher bewacht ...*
>
> *Schlafhormone schütten sich großzügig aus ...*
>
> *Schlafenergie strömt warm durch die Glieder ...*
>
> *samtene Ruhe ... wohlige Schwere ... herrlicher Schlaf ...*

Bitte lesen und sprechen Sie übungshalber und um die unterschiedliche Wirkung zu erleben, diese Textstelle in der ersten sowie zweiten geschriebenen Version. Sie werden den Unterschied feststellen. Lesen und sprechen Sie die zweite Version besonders ruhig, im Rhythmus Ihrer Atmung und mit sinnvollen Pausen, und zwar da, wo die drei Punkte und Zeilenumbrüche sie markieren. So erhält derselbe Text eine ganz andere Wirkung und Tragweite. Er beruhigt schon beim Lesen. Stimmt's?

Oder wollen Sie vielleicht jetzt schon mit dem »dolce far niente« (Teil II, Abschn. 11) beginnen? Zigarette adieu? Dann lesen Sie erst mal den Text in Fließform und dann in Tranceformation!

Fließtext:

> *Jetzt kommt die doppelte Portion Urlaub, diese wunderbare Zeit. Ich vergesse alte Gewohnheiten, ich übersehe sie, ich finde so viel Schöneres, so viel mit so viel mehr Genuss, was Körper und Seele wirklich guttut. Es gibt neue Verbindungen, neue Muster, neue Bilder, ein ausgetretener Zigarettenstummel am Boden, ich schreite achtlos darüber hinweg, vergangen, vergessen.*

Derselbe Text in Form der Hypnosesprache mit vielen Pausen, in denen die Wörter tief einsinken, Bilder und Gefühle hervorrufen und in Erinnerung bleiben:

> *Jetzt kommt die doppelte Portion Urlaub ... diese wunderbare Zeit ...*
>
> *Ich vergesse alte Schachzüge ... ich übersehe sie ...*
>
> *ich finde so viel Schöneres ... so viel mit so viel mehr Genuss ...*
>
> *was Körper und Seele wirklich guttut ...*
>
> *Es gibt es neue Verbindungen ... neue Muster ... neue Bilder ...*
>
> *ein ausgetretener Zigarettenstummel am Boden ...*
>
> *ich schreite achtlos darüber hinweg ...*
>
> *vergangen ... vergessen ...*

Zeitdauer einer Hypnose

Eine Hypnoseanleitung sollte, je nach Textlänge, ungefähr den Zeitraum von 25 bis 35 Minuten füllen. Deshalb machen Sie nach jedem Satz diese kleine wirkungsvolle Pause. Sie schwingen sich in Ihre Hypnose mit ihren Bildern und dazugehörigen Gefühlen ein und geben sich der Wirkung hin.

Musikuntermalung

Sie können noch etwas ganz Besonderes hinzufügen: eine persönlich ausgesuchte und für Sie stimmige Musik, die Ihnen zu dem Thema, das Sie bearbeiten möchten, gefällt. Wählen Sie diejenige Musikuntermalung für Ihre Hypnose, die Sie besonders tief in Trance bringt und die selbst gesprochenen Worte in einen schönen Klangteppich hüllt. Die Musik kann einfach im Hintergrund spielen, während Sie Ihren Text sprechen. Sie können sie natürlich auch professionell als zweiten Soundtrack hinterlegen.

Textänderung

Sollte Ihnen eines der Wörter, ein Satz, ein Textbaustein oder eine Szene der vorgegebenen Texte nicht gefallen, ändern Sie dies für sich stimmig ab. Vielleicht ziehen Sie lieber auf einem Kamel mit einer Karawane durch die malerische Wüste als auf Langlaufskiern durch frisch gefallenen Schnee? Achten Sie dabei nur bitte immer umsichtig darauf, dass Sie stets Bilder, Aussagen oder Suggestionen mit positivem Charakter verwenden.

Selbstwirksamkeit

Alle Hypnoseanleitungen in diesem Buch zur Selbstbehandlung mittels Selbsthypnose können sehr wirkungsvoll sein. Es versteht sich aber, dass eine Eigentherapie Grenzen hat, z. B. bei schweren Symptombildern, in akuten Krisensituationen, bei Traumafolgestörungen und Wahrnehmungs- und Gefühlsveränderungen. Hierfür braucht es Unterstützung von einer qualifizierten Person außerhalb des eigenen Denk- und Fühlsystems, und es ist ein fachlich erfahrener Arzt/Psychotherapeut/Hypnotherapeut zu konsultieren. In Absprache mit dem Behandler können diese Selbsthypnosen, da sie alle stärkend und aufbauend sind, weiter praktiziert werden.

Inspiration sammeln

Der Anspruch dieses Buches mit seinen ausgearbeiteten Hypnoseanleitungen kann nicht sein, das ganze Spektrum von möglichen Selbsthypnoseanwendungen abzudecken. Es gibt mindestens 1.001 mehr Gelegenheiten, Hypnose zu nutzen. Die vorliegenden Hypnoseanleitungen und -techniken sind Inspiration. Struktur und Inhalte können musterhaft auf andere Bedürfnisse übertragen werden, wenn sie angepasst und modifiziert werden. Ich traue Ihnen, liebe Leserin und lieber Leser, auf jeden Fall zu, dass Sie die vorliegenden Ideen für Ihre persönlichen Lebensthemen und Herausforderungen verwerten können und ein eigenes Produkt entwerfen werden. Die wirklich ganz individuelle Version mit den eigenen Wörtern und Bildern hat meiner Erfahrung nach immer die größte Wirkung und bringt am meisten vorwärts.

Ich lege Ihnen nahe: Experimentieren Sie! Gehen Sie Ihren eigenen Weg! Nutzen Sie die Vorlagen als Gerüst, und seien Sie selbst der Spezialist/die Spezialistin für Ihre Veränderung durch Ihre Hypnose! Schon die Beschäftigung mit der Ausarbeitung eines Themas in positiver Richtung und die dazugehörige Textgestaltung sind heilsam und förderlich. So hält es Tante Rosa.

Das Tante-Rosa-Konzept

Tante Rosa ist eine aufgeschlossene 88-jährige Dame. Sie leidet an rheumatoider Arthritis und muss, mehr als ihr lieb ist, Medikamente einnehmen. Sie glaubt fest an Selbstheilungskräfte und ist überzeugt, mit der richtigen Methode die Entzündungswerte senken, die Schmerzen mindern und ihr Befinden verbessern zu können. Diese Überzeugung teilt auch ihr Großneffe, ein talentierter, weltoffener Mensch. So hat er für seine Tante den Schmerzzyklus *Raus aus dem Schmerz – zurück ins Leben*[3] mit 21 Anleitungen für die Selbsttherapie bei chronischem Schmerz mit Hypnose zum Download erworben.

Nun gibt es da ein kleines technisches Problem: Tante Rosa war ihr Leben lang *up to date* und hat somit auch einen CD-Player. Bis zum Downloaden von Audiodateien auf ein Endgerät, um mit Kopfhörern durch die Wohnung zu kurven, ist sie aber nicht gekommen. Trotzdem lässt Tante Rosa ihren erstaunten Großneffen per Brief wissen:

3 Verfügbar unter: https://www.carl-auer.de/raus-aus-dem-schmerz-mit-hypnose [25.1.2023].

>> Obwohl ich immer noch fast im Stehen einschlafe, hat sich scheinbar Deine Methode gegen meine Rheumaschmerzen bewährt. Ich habe weniger und seltener Schmerzen. Vielen Dank für Deine Bemühungen! Ganz viele liebe Grüße, Rosa. <<

Der Großneffe rätselt, denn die Audios waren von ihm noch nicht auf CDs gebrannt und schon gar nicht bei Rosa eingetroffen. Er mailt mir seine Erklärung:

>> Da ist ja etwas Lustiges geschehen – Tante Rosa hat wohl eine Hörprobe auf der Website vom Verlag gehört, denn die CDs sind ja bis dato nie angekommen ... <<

Er will der Sache aber doch auf den Grund gehen und telefoniert mit Tante Rosa. Und teilt mir dann des Rätsels Lösung mit:

>> Ja wunderbar. Heute habe ich mit Tante Rosa telefoniert, und jetzt kommt das Witzige an der ganzen Sache: Es stellte sich nämlich heraus, Rosa hat gar keine Hörprobe gehabt, sondern lediglich das Booklet der 21 Titel. Und am Telefon hat sie mir erzählt, dass beim Lesen der Beschreibungen zu den Titeln ihr schon die Augen zufallen würden und dass das bereits sehr geholfen habe. <<

Man sieht hier eindrucksvoll, wie sehr die Überzeugung einer Person des Vertrauens die therapeutische Wirkung einer Maßnahme beeinflussen kann – in ihrem Fall eine Selbsthypnose, entwickelt aus den Beschreibungstexten. Ich finde das ziemlich faszinierend. Man kann sich vorstellen, wie viel die eigentlichen Hypnosen bei Rosa an Gutem bewirken werden.

Von Tante Rosa und ihrer lebensbejahenden, genügsamen Art kann man jedenfalls viel lernen!

1. Hypnose kennen- (und lieben) lernen

Vielleicht sind Sie ja schon eingeweiht, vielleicht sind Sie auch ganz neu, und Hypnose ist Ihnen noch ein Rätsel? So oder so, geben Sie sich einfach dieser ersten Hypnose hin, spielen Sie mit, seien Sie am Strand und lassen es sich gut gehen. Sie werden gleich bemerken, wie leicht alles ist. Sie sind mit allen Sinnen im Hier und Jetzt an einem schönen Ort und lernen eine gute Hypnose kennen. Und schon beginnen Sie zu genießen!

Hypnoselust

Hypnose beginnen
Position: bequem sitzen oder liegen, die Augen geschlossen

Dies ist meine erste Hypnose ... eine lustvolle Hypnose mit Hypnoseperlen ...

Ich weiß, in einer guten Hypnose bin ich immer in vollem Schutz meines Unbewussten ...
das heißt, die Hypnose ist nur so tief, wie es richtig für mich ist ...
und ich erlebe das, was gerade für mich wichtig ist ...
und die gleiche Hypnoseanleitung kann jedes Mal anders auf mich wirken ...

Hypnose ist ein schöner Zustand ... ich brauche nichts zu tun und nichts zu verstehen ...
in Hypnose ist alles willkommen ... alles richtig ...
ich habe glasklare Kontrolle über mich ... und bin meinen Stärken ganz nah ...

Ich atme ruhig ... langsam ... und gleichmäßig ... und stelle mich auf Genießen ein!
Ich lasse es mir einfach gut gehen ... und sinke in sachtes Schweben ...
ganz im Rhythmus meiner Atmung ... tiefer und tiefer ...
Ich höre dieses feine Geräusch ... wenn die Luft durch die Nase strömt ...
und nehme wahr, wie die Luft beim Einatmen kühler und trockener ist ...
beim Ausatmen wärmer ... und ein wenig feuchter ... dabei komme ich ins Träumen ...

Vielleicht gehe ich an einem schönen Strand ... mit ganz feinem, weißen Sand?

Feiner, weißer Sand ... türkises Wasser ... blauer Himmel ... weiße Wölkchen ...
die geschwungene Küstenlinie ... Wellen plätschern ... Geruch von Meer in der Luft ...

Barfuß schlendere ich am Saum des Wassers ... spüre den Sand an den nackten Füßen ...
auch das Spiel der kleinen Wellen ... jeder Schritt bewegt meinen Körper beherzt vorwärts ... meine Tritte hinterlassen eine zarte Spur im feinen, weißen Sand ... und ich genieße das ... auch das Schlenkern meiner Arme ... und die rhythmische Bewegung des Körpers ...
fließend ... harmonisch ...

Nach einiger Zeit ... entdecke ich ein schönes Plätzchen ...
eine Bucht mit kleinen Wasserbecken ... in denen kreiselt klares Wasser ...

Bei jeder Welle schwappt frisches Meerwasser herein ... sprudelt darin herum ...
perlend vor Sauerstoff ... fließt dann in feinen Strudeln wieder ab ...
bei der nächsten Welle spült wieder frisches Wasser herein ... fließt dann ...
glucksend ... in feinen Strudeln wieder ab ...

Ein wunderbarer Ort ... ich bekomme Lust ... mich niederzulassen ...
setze mich auf einen flachen Felsen ... direkt am Wasser ... lasse die Füße im Wasser baumeln ... strecke die Arme aus ... tauche meine Hände ins sonnengewärmte Wasser ...
es ist klar ... sprudelnd ... voller Luftperlen ... lustvoll bade ich meine Arme und Beine ...
bei jeder Welle werde ich mit Meerwasser besprüht ...

Bei einer kleinen Welle umspielt das Wasser allein meine Zehen oder Fingerspitzen ... ... dann wieder schwappt es weiter hoch ... benetzt die Arme bis zum Ellbogen ...
die Beine bis zum Knie ... manchmal hüpfen Meerwasserspritzer bis zu meiner Hüfte ...
und oder Schulter herauf ... und rinnen dann an den Innenseiten der Schenkel ...
und Oberarme ... kitzelnd wieder hinunter ...

Einfach richtig schön!

Loslassen und erfrischen ... entspannen und auftanken ... hingeben und hinfühlen ...

Irgendwann habe ich genug ... genug gebadet im Meerwassersprudel ... und ...
ich lehne mich zurück ... ich will den herrlich warmen, feinen Sand spüren ...

Meine Finger spielen mit dem feinen, weißen Sand ...
es ist, als ob ich jedes einzelne Sandkorn spürte ... ganz gefühlvoll ... sehr sensibel ...
ich streichle die Sandkörner ... und die Sandkörner streicheln mich ...

Ganz zart spiele ich im Sand ... ich bahne meine Finger durch das warme, seidige Geriesel ... ziehe kleine Kreise ... fahre große Achter ... natürlich ... heiter ... und selbstvergessen ...

Ich hebe Sand auf ... er ist leicht und körnig ... und lasse ihn auf meinen Körper rieseln ... Myriaden von kleinen Perlen ...
sie rieseln auf meine Arme ... meine Schenkel ... meinen Bauch ...

Ich spüre den Sandstrom auf meiner Haut ... es prickelt und macht mir schöne Gefühle ...
ich spüre es ganz intensiv ... jetzt ...

Der Sand rollt wie ganz viele Perlen auf meinem Körper herum ...
die Perlen finden den Weg zu meinem Bauchnabel ...
sickern durch den Bauchnabel herein in meinen Körper ... wogen durch meinen Körper ... zärtliches Streicheln ... auf richtige Art ... am richtigen Ort ...

Ich vergesse alles um mich herum ... bin nur noch bei mir ... in meiner Mitte ...
und die Hypnose breitet sich mit jedem ruhigen und befriedigenden Atemzug immer mehr in mir aus ... mehr und mehr ... tiefer und tiefer ...

Alles fühlt sich lebendig an ... wie vom Tau der Nacht benetzt ...
von der Morgensonne geküsst ... in Luft ... Licht ... Wasser ... Sonne ...
und ich atme ruhig ... langsam ... und gleichmäßig ... und bewege mich vorwärts ... wie träumend ...

Die Hypnose weckt mein Körpergedächtnis auf ... so erinnert sich mein Körper ...

lustvoll zu empfinden ... natürlich zu reagieren ... nach gesundem Urprogramm ...
und Botenstoffe für die Sinne werden ausgeschüttet ... ich bemerke Erregung ...
sehr vorsichtig ... aber es ist einfach wundervoll, so dahinzuschweben ...
und ich entdecke, wie wohl ich mich in Hypnose fühle ...

Ich träume ... in Wärme und Licht getaucht ... von Hypnoseperlen liebkost ...
solange ich es schön finde ... und es meinem Körper und meiner Seele gefällt ...

Immer wieder, wenn ich meiner Stimme lausche und diese Hypnoseanleitung nutze ...
werde ich wunderbar in Trance sinken ...

Ich verbleibe noch eine geraume Weile und kehre dann frisch und wach und sehr klar aus meinen Hypnoseperlenferien zurück ...
mit bester Laune ... guter Dinge ... frisch und erholt ...

2. Entspannung, Ruhe, Achtsamkeit …

… sind von sich aus wohltuend, wie Hypnose von sich aus heilsam ist.

Hierfür finden sich in diesem Abschnitt vier einfach anmutende, aber äußerst wirksame Techniken. Sie sollten sie aufmerksam durchlesen und dann den dargestellten Ablauf entweder innerlich sehr korrekt nachvollziehen oder sich damit kurze persönliche Texte ausarbeiten, die Sie sich für Ihre Selbsthypnose sprechen. Beherzigen Sie aber immer die absolut notwendige Ruhe im Sprechen und Sprachrhythmus. Schon bei dieser vorbereitenden Arbeit werden Sie in einen sehr fokussierten tranceartigen Aufmerksamkeitszustand kommen, der Ihnen guttut und Sie zentriert.

1 … 2 … 3 … ab in Hypnose!

Erste und sehr einfache Induktion für Entspannung und Hypnoseeinleitung, ideal für Selbsthypnose.
Anleitung: Sprich die Sätze im Stillen aus. Gewähre Dir nach jedem Satz eine kleine Pause, und schicke ein Lächeln durch den Körper oder einen reinigenden Fluss, eine Sauerstoffdusche oder eine frische Brise, ein kühlendes Gel, ein wärmend durchblutendes Heilöl, je nach Bedarf.

- Mein Nacken ist angenehm schwer, warm und gelöst.
- Mein Nacken und meine Schultern sind angenehm schwer, warm und gelöst …
- Mein Nacken, meine Schultern und Arme sind angenehm schwer, warm und gelöst …
- Mein Nacken, meine Schultern und Arme sind angenehm schwer, warm und gelöst.
- Mein Nacken, meine Schultern und Arme sind angenehm schwer, warm und gelöst …
- Meine Brust ist angenehm schwer, warm und gelöst …
- Meine Brust und mein Bauch sind angenehm schwer, warm und gelöst …
- Meine Brust, mein Bauch und mein Becken sind angenehm schwer, warm und gelöst …

- Mein Rücken ist schwer, warm und gelöst ...
- Mein Rücken und mein Gesäß sind angenehm schwer, warm und gelöst ...
- Mein Rücken, mein Gesäß und meine Hüften sind angenehm schwer, warm und gelöst ...
- Meine Oberschenkel sind angenehm schwer, warm und gelöst ...
- Meine Oberschenkel und Unterschenkel sind angenehm schwer, warm und gelöst ...
- Meine Oberschenkel, Unterschenkel und Füße sind angenehm schwer, warm und gelöst ...
- Mein Kopf ... ist kühl, frei und klar ...

Bodyscan – Entspannung von Körper und Geist in vier Schritten

Ziel: Mit »Bodyscan« wird die Wahrnehmung von unbewusster und unnötiger physischer, aber auch mentaler Anspannung trainiert. Es geht dabei rein um die Wahrnehmung als solche, und zwar akzeptierend und wertfrei. Gerade durch das selbstverständliche Annehmen des Ist-Zustandes erfolgt im Weiteren – ganz von selbst und in nur wenigen Atemzügen – die positive Veränderung im Sinne einer angenehmen Entspannung ... bis hin zu tiefer Gelöstheit.

Technik: Sie stellen sich bildlich und gefühlsmäßig vor, wie ein großer, sensibler Scanner sachte über Ihren Körper fährt und dabei Ihr Körperbefinden und generell den Status der Anspannung achtsam wahrnimmt und rückmeldet. Die Rückmeldung selbst gibt Ihrem inneren System die wichtigen Impulse, verkrampfte Muskelpartien zu lösen und angehaltene Energie fließen zu lassen ... nach und nach ... und bei jedem Ausatmen mehr ...

Schritt 1: Malen Sie sich bitte einen passenden, auf Sie persönlich zugeschnittenen und angenehmen Scanner aus! Wählen Sie nach Ihrem Belieben das Material, das Aussehen, die Größe, die Form, die Farbe. Der Scanner kann ein technisches Design haben, aber auch ein Fantasiegebilde sein ... vielleicht aus Licht ...

Schritt 2: Nun lassen Sie den Scanner behutsam Ihren Körper abzutasten ... vom Scheitel bis zur Sohle ...
Er tastet zuerst Ihr Gesicht ab ... wohl erst mal die Stirne ... und da besonders den Bereich über der Nasenwurzel... er nimmt vielleicht eine kleine Runzel der Anspannung wahr ... und rein durch die Wahrnehmung löst sich diese auf ... mit jedem Ausatmen mehr und mehr ... die Stirne wird glatt und entspannt ...
Jetzt die Augen ... er nimmt vielleicht als Zeichen der Anspannung ein leichtes Zusammenkneifen wahr ... und rein durch die Wahrnehmung löst sich dieses auf ... bis die Augen ganz gemütlich in ihren Augenhöhlen liegen ... zwei ruhige klare Seen, in denen sich der Himmel spiegelt ... die Augenmuskeln ganz locker und entspannt ... die Lider nur wie ein Hauch auf den Augen ... auch die Schläfen vollkommen entspannt ...
Sanft fährt er über die Wangen ... er nimmt vielleicht als Zeichen der Anspannung den Stress tief in den Kiefermuskeln wahr ... und rein durch die Wahrnehmung löst sich dieser mit jedem Ausatmen mehr und mehr ganz selbsttätig auf ... die Kaumuskeln geben nach und die Wangen werden glatt und entspannt ...
Nun tastet er die Nasenpartie ab ... die Mundpartie ... Falten und Fältchen glätten sich ... die Kehle wird frei und weit ... denn sobald er Anspannung wahrnimmt, löst sich diese rein durch die Wahrnehmung ganz selbsttätig und mit jedem Ausatmen mehr und mehr auf ... alles wird glatt und entspannt ... weit und frei ...
... ebenso die Halsmuskeln ... sie geben elastisch nach ... und auch die Muskeln im Nacken ... alles wird weich und gelöst ...
Sie spüren, wie der Scanner weiter über den Körper entlang fährt ... über die Schultern ... er nimmt vielleicht Anspannung wahr ... und rein durch die Wahrnehmung ... löst sie sich mit jedem Ausatmen mehr und mehr auf ... so lassen die Schultern den Druck los ... sind bald sehr entspannt ... und sinken ab ...
Er tastet weiter ab ... ... Brustraum ... Oberarme ... Unterarme ... Hände ...
Er nimmt vielleicht Anspannung wahr ... und rein durch die Wahrnehmung löst sich diese mit jedem Ausatmen mehr und mehr auf ...
Nun ist der Bauchraum dran ... dann das Becken ... die Hüften ... die Oberschenkel ... Unterschenkel ... Füße ...

Schritt 3: Der Scanner nimmt selbsttätig und umsichtig alle Anspannung wahr ... und rein durch die Wahrnehmung löst diese sich mit jedem Ausatmen mehr und mehr auf ...

Er registriert alles haarfein ... und durch die Beachtung allein lösen sich die Verspannungen ... gibt der Körper angenehm nach ... Kühle wandelt sich in Wärme ... ... Enge in Weite ...
Anspannung in Entspannung ... alles gelöst und tief entspannt ...

Schritt 4: Sie empfinden deutlich tiefe Ruhe und herrliche Entspannung ... friedlich gestimmt von den Haarspitzen bis in die Zehenspitzen ... und sinken tiefer und tiefer ... in eine wunderbare Hypnose ... in der Sie wohlig ruhen ... wie auf einer golddurchstrahlten weichen Wattewolke, die bei Sonnenuntergang am Himmel schwebt ...

Probieren Sie es doch gleich mal aus!

Atemtrance Teil 1: Ich atme ein und fühle ...

Ziel: Beruhigung, Stärkung, Zentrierung
Technik: Lerne die Abfolge der Sätze und sage sie Dir innerlich im Stillen. Lass Dir für jeden Satz für mindestens zehn Atemzüge Zeit.

- Ich atme ein und fühle, wie die Luft meine Lungen füllt ...
- Ich atme aus und fühle, wie die Luft hinausfließt ... ein ... aus ... ein ... aus ...
- Ich atme ein und fühle, wie mein Einatmen tiefer wird ...
- Ich atme aus und fühle, wie mein Ausatmen tiefer wird ... tiefer ... tiefer ...
- Ich atme ein und fühle, wie mein Einatmen langsamer wird ...
- Ich atme aus und fühle, wie mein Ausatmen langsamer wird ... langsam ... langsam ...

Atemtrance Teil 2: Ich atme ein und bin gewahr ...

Ziel: Beruhigung, Stärkung, Zentrierung
Technik: Lerne die acht Wörter (*Achtsamkeit, Stärke, Wissen, Friedlichkeit, Freiheit, Licht, Wachheit, Leben*) auswendig, und sage sie Dir innerlich.

Nimm für jeden Satz acht Atemzüge.

- Ich atme ein und bin gewahr, dass ich einatme ... ich atme aus und bin gewahr, dass ich ausatme.
- Ich atme ein und verspüre Achtsamkeit in jeder Zelle meines Körpers ... ich atme aus und fühle mich erfüllt von Achtsamkeit.
- Ich atme ein und verspüre Stärke in jeder Zelle meines Körpers ... ich atme aus und fühle mich erfüllt von Stärke.
- Ich atme ein und verspüre Wissen in jeder Zelle meines Körpers ... ich atme aus und fühle mich erfüllt von Wissen.
- Ich atme ein und verspüre Friedlichkeit in jeder Zelle meines Körpers ... ich atme aus und fühle mich erfüllt von Friedlichkeit.
- Ich atme ein und verspüre Freiheit in jeder Zelle meines Körpers ... ich atme aus und fühle mich erfüllt von Freiheit.
- Ich atme ein und verspüre Licht in jeder Zelle meines Körpers ... ich atme aus und fühle mich erfüllt von Licht.
- Ich atme ein und verspüre Wachheit in jeder Zelle meines Körpers ... ich atme aus und fühle mich erfüllt von Wachheit.
- Ich atme ein und verspüre Leben in jeder gesunden Zelle meines Körpers ... ich atme aus und fühle mich erfüllt von Leben.
- Mein Körper ist ein Gefäß, gefüllt mit Stärke, Wissen, Friedlichkeit, Freiheit, Licht, Wachheit und Leben. Voller Achtsamkeit setzt er jeden Schritt.

Blütenschiffchen

Ziel: Selbstberuhigung, Loslassen bei Sorgen, Einschlafen
Technik: Visualisation
Suggestionen für die Anleitung:

- Antennen einziehen, Aufmerksamkeit nach innen richten.
- Auf Atmung einschwingen und die Wellenform der Atmung beachten.
- Beim Einatmen bis drei zählen, einen Moment auf dem »Bergplateau« verweilen, bei der Talfahrt des Ausatmens bis vier zählen, einen Moment im »Tal« ruhen.

- Über 21 Atemzüge beim Einatmen unter den geschlossenen Lidern nach oben wie in Richtung Stirne schauen, beim Ausatmen nach unten.
- Beim Einatmen dabei den schützenden Himmel über sich fühlen, beim Ausatmen die tragende Erde.
- Die Augen die Mitte finden lassen, den Ruhepol.
- Nachspüren, wie die Augen nun vollkommen entspannt in ihren Augenhöhlen liegen.
- Die Augenregion bis in den kleinsten Winkel und die letzte Muskelfaser entspannen.
- Die Entspannung in konzentrischen Kreisen über Gesicht, den Kopf fließen lassen und fühlen, wie sie sich ausbreitet und schließlich durch den ganzen Körper strömt.
- Fühlen, wie der Körper sich nach und nach vollkommen entspannt.
- Im inneren Erleben über eine Blumenwiese, die an einem Bach liegt, schlendern.
- Es duftet, ist vollkommen friedlich und schön, Libellen sirren ... ein Frosch quakt ... ein Kuckuck ruft ...
- Eine gewisse Anzahl von Blüten sammeln und alles, was stört, in die Blüten packen und sie gut schließen, wie kleine Päckchen.
- Die Blütenpäckchen nach und nach vorsichtig auf die Wasseroberfläche setzen.
- Die Blütenpäckchen schaukeln leicht ... dann übernimmt sie die Strömung ... sie segeln auf der Wasseroberfläche dahin ... ja, sie treiben mit der sanften Strömung hinweg ...
- Mit jedem Ausatmen schwimmen sie weiter und weiter weg, Wohlbefinden breitet sich aus.
- Die Blüten bilden in der Ferne einen schönen, bunten Blumenteppich.
- Je weiter der Blumenteppich wegschwimmt, desto kleiner und kleiner wird er.
- Ruhe herrscht überall, im Körper, in den Gedanken und auch im Herzen.
- Die Ruhe verbleibt, auch wenn die Trance endet.

3. Powervoll im Flow

»Friedlich, entspannt und im Einklang ... das Ziel vor Augen« ist eine leichte und einfach zu praktizierende Kurzhypnose, in der man sich klar und eindeutig mit allen Sinnen auf ein positiv formuliertes Ziel fokussiert.

»Im Flow im Snow – meine Winterhypnose« für den Langläufer in Hypnose beginnt mit der Induktion über die Augenfixation. Und schon befindet er sich in einer Landschaft mit frischem schneeweißen Schnee, auf dem es sich im eigenen Rhythmus herrlich dahingleiten lässt. Ein Erleben von Ruhe im Kopf ... Ruhe im Herzen ... Ruhe im Körper ...
bewegt im Flow ... mit einer Ruhe ohnegleichen ...

Auch der »Powerdrink« beginnt mit offenen Augen, die sich auf besondere Art und Weise schließen werden. Dann werden sich die Fäuste ballen und Funken sprühen. Aber bald schon beginnt Energie zu fließen ...

Friedlich, entspannt und im Einklang ... das Ziel vor Augen

Ziel: Fokussieren auf das Ziel und der Wunschtraum näherkommen
Technik: Zielsuggestionen, die gesagt, gehört, gesehen und gefühlt werden, haben gute Chancen, in Erfüllung zu gehen. Hier folgt nach drei standardisierten Suggestionen eine persönliche Zielsuggestion. Finde hierfür vor der Hypnose einen positiv formulierten Satz für ein Ziel beziehungsweise den Zustand, den Du erreichen willst, wie z. B. »Ich schlafe tief mit entspannten Kiefern«, »Ich bleibe mir treu«, »Ich gebe auf mich acht«, »Ich bewege mich mehr«, »Zigaretten lassen mich völlig kalt«, »Die Wunde heilt zu«, »Ich atme frei und leicht«, »Ich bleibe in meiner Stärke«, »Ich bin voll konzentriert und fit«.

Sprich Dir nun nacheinander im Stillen und mit geschlossenen Augen die drei Standardsätze vor, dann den Zielsatz. Nach jedem der vier Sätze lass Dir aber ausreichend Zeit, um das Gesprochene zu hören, visuell zu erleben und emotional-körperlich zu fühlen.

1. Schließe die Augen, mach drei ruhige Atemzüge, und sage Dir nun im Stillen:

»Ich komme angenehm zur Ruhe.«

a) Höre Deine Stimme diese Wörter sagen.
b) Nun sieh Du vor Deinem inneren Auge, wie Du zur Ruhe kommst.
c) Fühle, wie Du ganz bei Dir und in Ruhe bist.

2. Jetzt sage Dir im Stillen:
   »Ich fühle mich wohl, und mein Körper ist warm durchblutet und gut entspannt.«
   a) Höre Deine Stimme diese Wörter sagen.
   b) Dann sieh Dich im inneren Bild, so wohlig, warm und gelöst!
   c) Nun spüre dieses schöne Gefühl überall im Körper.
3. Dann sage Dir innerlich:
   »Ich bin in meiner Mitte.«
   a) Höre Deine Stimme diese Wörter sagen.
   b) Sieh im inneren Bild, wie Du in Deiner Mitte bist.
   c) Fühle, wie Du in Deiner Mitte bist.
4. Jetzt sage Dir Deinen persönlichen Satz:
   z. B. *»Ich bin voll konzentriert und fit!«*
   a) Höre Dich Deine Wörter sagen.
   b) Sieh Dich von außen voll konzentriert und fit.
   c) Du fühlst Dich voll konzentriert und fit. Fühl mal!
5. Genieße das schöne Gefühl!
   Ruhe ein wenig, damit Deine Selbstsuggestionen gute Wirkung zeigen. Atme dreimal tief durch, und kehre erquickt und wach wieder hierher zurück.

Im Flow im Snow – meine Winterhypnose

Ziel: Ruhe, Ausgeglichenheit, Selbstverständnis, Wohlbefinden

Ich schaue auf einen Punkt ... und ... wie schön! ... passend zu meiner ersten Hypnose ... fallen Schneeflocken ... alles ist weiß bestäubt ... richtig Winter draußen ... ich seh sogar Eiszapfen ... und hier ist es warm und ruhig und so gemütlich.

Ich schaue auf einen Punkt ... mit entspanntem Auge ... einfach ... kontinuierlich auf diesen Punkt ... und bald werde ich bemerken ... dass alles ein bisschen ... unschärfer wird ... vielleicht auch ein bisschen in Bewegung kommt ... vielleicht durch das Spiel der Schneeflocken ... die da so sachte vom Himmel herabsegeln ...

Ich atme ruhig ... und die Augenlider werden schwerer ... und ich tu nichts anderes, als mich langsam zu entspannen ... und auf den Punkt zu schauen ... und irgendwann ... wenn es für mich recht ist ... und sich gut anfühlt ... können sich meine Augen schließen ...
Ich mache einen tiefen Atemzug ... und lehne mich zurück.

Ich brauche nichts zu tun ... ich brauche nichts zu verstehen ... denn ... sobald ich nachlasse ... fange ich an abzuschalten ... übernimmt mein Unbewusstes alles Tun und Verstehen.

So atme ich ruhig ein ... und lasse die Luft wieder hinausströmen ... ein ... und aus... nichts tun ... nichts verstehen ... einfach sein ...

Und ich gehe gern Langlaufen/Wandern ... am liebsten ... (*z.B. im Chiemgau*) ...
Ich sehe die weiße Landschaft ... in der Nähe die Hügel ... in der Ferne die Berge ... das Weiß auf den Tannen ... das Weiß des Winters ...

Ich höre den Schnee knirschen ...
Ich höre das eigene Atmen ...
Ich rieche den Schnee ...
Ich rieche das Harz des Nadelwaldes ...
und ich fühle die rhythmischen Bewegungen ... die tiefe Atmung ...
und ich fühle die Ruhe im Kopf ... die Weite in der Brust ...
und eine Selbstverständlichkeit ... im Schnee so dahinzugleiten.

Im Flow im Snow ... in Bewegung ... aktiv ...
und gleichzeitig ... in einer inneren, harmonischen Ruhe ...

Und ... je mehr ich das spüre, desto leichter kann meine Hand werden ... die rechte oder die linke ...

Ich höre mein Atmen ... und meine Hand wird leichter und leichter ... entlässt die Schwere ...
und wird sich irgendwann von der Unterlage abheben ... während ich von eins bis sieben zähle ... und mehr ... und mehr ... in dieser Schneelandschaft ... und mit meiner gleichmäßigen Bewegung ... mit schöner Erinnerung ... in Trance gleite ...

Und während ich wie auf dem Schnee wie dahinschwebe ...
eins ... gleite ich mehr und mehr in Trance ...
zwei ... und eine Hand wird leichter und leichter ... ich atme ruhig ...
alles um mich herum unwichtig ... nur noch mein gutes Befinden zählt ...
drei ... und der Ellbogen beugt sich ... und die Hand kommt höher und höher ...
wie im Spiel ... und ich lerne, ohne wissen zu müssen, dass ich lerne ... ...
und Ruhe breitet sich immer mehr aus ...
vier ... fünf ... die Ruhe ... Stärke ... die Ausgeglichenheit ...
sechs ... und mein Wohlbefinden so im Flow ... in schönem Erleben ...
sieben ...

Und da bleibe ich und tanke auf ... und gewinne mir diese Ruhe zurück ...

Die Ruhe im Kopf ... die Ruhe im Herzen ... die Ruhe im Körper ...
bewegt im Flow ... eine Ruhe ohnegleichen ...

Und zu diesem schönen Sein ... fällt mir jetzt das richtige Wort ein ...

Dieses Wort wird immer wieder von selbst auftauchen ... wenn ich mehr Ruhe brauche ... mehr Ausgeglichenheit ... mehr Selbstverständnis ... und spontanes Wohlbefinden auslösen ...

Und meine Hand findet in aller *Gelassenheit* ... zu meinem Körper hin ...
und legt sich irgendwo ab ... wo sie's für richtig hält ...
auf der Brust ... auf dem Schenkel ... im Schoß ...

Und sobald meine Hand da angekommen ist, gehe ich automatisch tiefer als tief in Trance ... vollkommen im ruhenden Flow ...

Irgendwann werde ich die Hypnose beenden ... und von sieben bis eins zurückzählen und ganz munter und wach ... frisch und klar ... und in guter Stimmung ins Hier und Jetzt zurückkehren.

Powerdrink

Ziel: Energie und Dynamik ... für Körper und Seele

Bitte setze Dich aufrecht hin, und lege die Hände auf Deine Oberschenkel ... Wähle nun einen Punkt, der sich Dir gegenüber in Augenhöhe befindet ... gut!

Und jetzt schau mit ruhigem Blick genau auf diesen Punkt ...

Mach nun einige sehr ruhige und tiefe Atemzüge ...
Du zählst innerlich mit ... und zwar bis zum sechsten Atemzug ...
beim siebten Atemzug schaust Du beim Einatmen nach oben an die Zimmerdecke ...
oder in den Himmel ... je nachdem, wo Du gerade bist ...
und beim Ausatmen schaust Du nach unten auf die Erde ... und dabei schließt Du Deine Augen ...

Ganz einfach ... Beginne jetzt!
Einatmen ... ausatmen ... erster Atemzug ... gut ...
Der zweite ... ein ... und aus ... sehr schön!
Einfach weiter so ... Zähl mit ... Gut!
So kommst Du in Deine Mitte ...
Wieder Einatmen, der dritte Atemzug ... natürlich ganz in Deinem eigenen Tempo ...
die nächsten Atemzüge ... vier ... fünf ... sechs ...

Und gleich, beim siebten Atemzug, schaust Du beim Einatmen nach oben ...
beim Ausatmen nach unten und schließt dabei gemütlich die Augen ...
Sehr gut!
Alles um Dich herum unwichtig ...

Und Du ganz gelassen ... ganz gelassen sitzt Du da ... und Du atmest einfach normal ... mit tiefen, regelmäßigen Atemzügen ... Super!
So kommst Du in die beste Verfassung für ein besonderes und heilsames Energieauftanken ...
genau richtig für Dich ...

Dafür spürst Du nun in Deine Hände, wie die da so gemütlich auf Deinen Schenkeln liegen ...

Vielleicht fühlst Du in ihnen ein leichtes Kribbeln?
Oder so etwas wie Wärme? Oder einen Impuls, sich abzuheben oder zu bewegen?
Kommt es Dir eventuell so vor, als ob Deine Hände gleich aktiv werden möchten ... wie, als ob sie »sprungbereit« wären?

Tatsächlich ... und egal, ob Du das aktiv machst ... oder die Hände das von selbst tun ... fangen die Finger an, sich zu beugen ... sie beginnen,

Energie zu entwickeln ... die Handmuskeln bewegen sich ... die Hände schließen sich und ... und ballen sich zu Fäusten ... zu richtig festen Fäusten!

Die drücken richtig fest zu! Ganz stark ... ganz fest!
So fest, da hat kein Mäuschen mehr Platz ... und nicht mal ein Läuschen ...

Spürst Du, welche Kraft da auf einmal in Deinen Fäusten herrscht?
Können die noch fester drücken und noch mehr Kraft entwickeln?
Gib Deiner Kraft freien Lauf! Ja, hervorragend! Super! So viel Energie!
Deine Fäuste ... zwei richtige Kraftwerke ... und vielleicht bist Du davon gerade ganz fasziniert?

Denn, kraftvolle Energie hat lebhafte Farben ... schau mal hin:
Blau ... Gelb ... Grün ... Orange ... Rot ... vielleicht auch Gold?

Kraftvolle Energie blitzt und sprüht ... lodert und zischt ... summt und braust ... riecht nach Wasserfall ... oder Gewitterluft?
... und rauscht wie der wilde Ozean ... wenn Du auf den Klippen stehst ... und unter Dir das aufgeschäumte Wasser ...

Und die Energie *Deiner* Fäuste?
Wie sieht die aus? Welche Farbe, welche Form, welche Bewegung?
Wie riecht sie?
Wie hört sie sich an?
Wie fühlt sie sich an?
Und wo fühlst Du sie jetzt am meisten? Spür mal ganz aufmerksam hin!

Du nimmst Deine Energie jetzt sehr intensiv und auf allen Sinneskanälen wahr ...
Augen ... Ohren ... Geschmack, Energie schmeckt ja auch ... Gefühl ...

Und jetzt ... erstaunlich ... beginnen sich Deine Fäuste aber allmählich zu entspannen ...
Hach, das tut gut ... die Energie beginnt zu fließen ... die Schleusen des Körpers öffnen sich ...
Und die Energie strömt als Superpowerdrink in Deine Handgelenke ... merkst Du es?

Der Energiedrink strömt in die Unterarme weiter ...
Und schon öffnen sich die Schleusen in den Ellenbeugen ... Schleusen auf! ... der Powerdrink bahnt sich kraftvoll in die Oberarme ... strömt warm und pulsierend ...

... fließt völlig frei in die Schultern ... ... und ... Schleusen auf!
... und schon fühlst Du den tollen Powerdrink in den Oberkörper fluten ...

Die Fäuste öffnen sich mehr und mehr ... und setzen dynamische Kraft großzügig frei ... Du verspürst dabei wohl ein Pulsieren ... Kreiseln ... Prickeln ... Kribbeln ... oder?

Bei weit geöffneten Schleusen sprüht Dein Powerdrink vital durch den Rücken ...
braust in den Bauchraum ... strömt ins Becken ... dort fühlt es sich richtig rund und warm an ...

Dynamisch flutet es weiter in die Oberschenkel ... durch die Kniekehlen in die Unterschenkel ... bis zu den Füßen ... ja, bis in die Zehenspitzen ... merkst Du?

Bald fühlst Du Deinen ganzen Körper kraftvoll und dynamisch aufgeladen ... denn
die Füße stehen sicher auf dem Boden ...
die Beine sind stark und stabil ...
Dein Oberkörper ist aufgerichtet ...
weil der Rücken gestärkt ist ...
die Bauchorgane fühlen sich sicher gehalten und gemütlich geschützt in ihrer Bauchhöhle ...
der Kopf ist erhoben ... die Nerven entspannt ...

Ausdauernde Kraft ... eine Quelle, die nie versiegt ... und Du weißt intuitiv:
Je mehr ich davon brauche, desto mehr ist für mich da.
Und das spürst Du jetzt ... und spürst es ganz deutlich!

Und vielleicht schwebst Du sogar für eine kleine Weile davon ...
vor lauter Energie ... über Feinem Stuhl ... wirst größer ... schwebst woandershin ...
und lässt es Dir einfach gut gehen ... nimm Dir Zeit und Raum ...

Und jedes Mal, wenn Du wieder frischen Schwung und Antrieb brauchst, ballst Du kurz Deine Fäuste – *Deine Energiesaftpresse* –, und schon sprudelt der Powerdrink durch Dich hindurch ...

Irgendwann kannst Du froh gestimmt die Augen öffnen, mit dem sicheren Gefühl:
Ich steh in meiner Kraft!

4. Entwicklung, Entfaltung, Selbstvertrauen

Hier geht es in der Selbsthypnose um das Sichbesinnen auf die uns innewohnenden Kräfte, um das Aufsuchen und Aktivieren schon bewiesener Fähigkeiten und das Sicherinnern an Ressourcen, die wir im Heute nutzen können. Zudem geht es um den Glauben an uns und das Vertrauen in uns sowie darum, dass wir – in Verbundenheit mit uns selbst – unseren eigenen Weg finden und gehen werden.

Für die Bewältigung einer aktuellen Herausforderung ist die Suche auf der unbewussten Ebene nach einer Erfahrung in der Lebensgeschichte, in der eine bestimmte Fähigkeit half, ein Problem/einen Konflikt konstruktiv zu bewältigen, prototypisch für den therapeutischen Transfer von Ressourcen einer vergangenen Situation ins Heute. Diese Situation sollte mit der jetzigen in keinerlei Zusammenhang stehen, die Fähigkeit im heutigen Leben aber sinnvoll sein. Der Therapeut kann das so ausdrücken: »Während Sie jetzt, in der Hypnose, so gemütlich auf Ihrem inneren Lieblingsplatz sitzen, bitte ich das Unbewusste, ein bestimmtes Erlebnis in Ihrer Lebensgeschichte aufzufinden. Es kann lange, lange zurückliegen, vielleicht Jahrzehnte zurück, vielleicht vollkommen vergessen. Genau dieses Erlebnis wird aufzeigen, dass Sie damals eine Eigenschaft/Fähigkeit besaßen, die Ihnen heute für die Bewältigung von ... hilfreich ist. Sie werden sich erinnern, erst unbewusst, dann aber ganz klar bewusst. Lehnen Sie sich einfach zurück, genießen die Ruhe und lassen Ihr Unbewusstes auf Suche gehen. Wenn es eine Erfahrung mit einer passenden Fähigkeit für die heutige Aufgabe gefunden hat, bitte ich um ein Zeichen des ›Ja-Fingers‹.«

In der Selbsthypnose können wir mit schönen Fantasiereisen unseren inneren Lindenbaum entdecken, Seele und Körper in Einklang bringen, dumme Sprüche hinter uns lassen, uns freitanzen, zu uns stehen und unseren ganz besonderen, eigenen Weg gehen. So gehen Sie!

Die Sanduhr

Ziel: Stabilität, Glaube an die Zukunft, Körper-Seele-Einklang

Und weil ich innerlich an meinem sicheren Ort so geschützt bin, kann ich leicht in Hypnose sinken. Eins ... zwei ... drei ... leicht ... tiefer und tiefer ... und in Trance aufwachen in den Dünen am Meer.

Hier riecht es so gut ... so erfrischend ... und die Weite ... diese unendliche Weite!

Ich spüre den Sand an den Füßen. Lauter kleine Bestandteile von Mutter Erde, auf der ich sicher steh und geh ... *(Längere Pause.)*

Und zu meinem Erstaunen finde ich etwas im Sand ... eine Sanduhr. Und ich nehme sie an mich und halte sie senkrecht. Und der Sand aus der oberen Glaskugel rieselt Sandkorn für Sandkorn in die untere Glaskugel ... ganz gemächlich ... und tiefe Ruhe füllt mich aus ...

Im Hintergrund das Rauschen des Meeres ... mit seinem jodhaltigen Geruch ... die Laute der Möwen ... und der Wind, der in mein Ohr weht ... und meine Haare zaust ...

Bald ist der Sand durchgelaufen, ich drehe die Sanduhr um ... den vollen Teil nach oben, den leeren nach unten ... und wieder rieselt der Sand ... Sandkorn um Sandkorn, von der oberen Hälfte in die untere Hälfte.
Und mein Unbewusstes weiß genau, welche Verbindung es in diesem Zeitraum zieht zwischen oben und unten und unten und oben, damit die Emotion den Geist versteht und der Geist die Emotion ... der Körper die Seele und die Seele den Körper ...

Und die Frage nach dem Warum wird unwichtiger und unwichtiger ... während kraftvoll wirklich wichtige Fragen aus der Tiefe hochsteigen:
»Wie gelingt es mir, dass es mir besser geht?«
»Wie werde ich stabil?«
»Wie komme ich gestärkt aus der Situation heraus?«
»Wie wird mein Leben anders und reicher sein und wie werde ich sicher auf dem Boden stehen?«
»Wie wird es sich anfühlen, wenn ich vorwärtsgehe ... in aller Treue zu mir ... zu meinem Glauben ... und meinem Sein?«

Und mit dem Wind, der meine Haare zaust, stehe ich so selbstverständlich da ... in den Dünen ... und schaue auf das weite Meer ... am Horizont ein Schiff mit weißen Segeln ... es zieht ruhig vorbei ... zielstrebig vom Wind nach vorne bewegt ... in die Zukunft ... ein Bild wie ein Versprechen.
Und ich werfe einen Blick in die Zukunft, und sehe mich in aller Treue zu mir selbst ... mit ...
offenem Blick ... auf stabilem Grund ... mit klarem Kopf, klarem Herzen und klarem Gefühl ... in meinem kraftvollen Körper ...

Ich habe mein Schiff sicher durch die Wogen geführt, und es hat jetzt weiße Segel ... es gleitet geradezu heiter auf glattem Wasser dahin.

Ich gehe noch ein bisschen tiefer in Hypnose ... und spüre jetzt schon ... wie sich Gedanken und Gefühle anfreunden ... und wie die Gefühle wichtig sind, die die Gedanken respektieren, und die Gedanken wichtig, die die Gefühle respektieren ... und wie ein harmonisches Miteinander möglich ist ... und mein Körper davon profitiert ... *(Längere Pause.)*

Nachts im Schlaf werde ich immer wieder in den Dünen aufwachen ... mit dem Wind, der meine Haare liebevoll zaust ... ich spüre Meeresluft in der Nase ... Ich werde dort stehen und die Arme ausbreiten und aufs Meer schauen und das weiße Segelschiff entdecken ... und in die Zukunft fahren und mich finden ... in guter Verfassung, stark und einzigartig.

Am nächsten Morgen werde ich mit so guter Laune aufwachen, dass ich verwundert bin ...

Goldrichtig

Ziel: Austausch der Problemtrance gegen die Lösungstrance
Problemtrance: Ich bin nicht gut genug: never enough.
Lösungstrance: Ich nehme mich wahr → Ich werde wahrgenommen!

Ich schließe meine Augen und denke einen Moment daran, was dieses »Ich bin nicht gut genug« in mir auslöst.

Nun öffne ich die Augen wieder und wähle einen Punkt an der Wand. Auf diesem Punkt bleibe ich vorerst konsequent mit den Augen haften.

Ich atme ein und drehe dabei ruhig den Kopf auf die rechte Seite ...
Ich atme aus und drehe dabei ruhig den Kopf auf die linke Seite ...
Meine Augen bleiben dabei immer vollkommen ruhig auf dem gewählten Punkt, immer nur auf diesem Punkt.

Ich wiederhole das sehr oft, mindestens 20-mal.
Ich atme ein und drehe den Kopf auf die rechte Seite ...
Ich atme aus und drehe dabei ruhig den Kopf auf die linke Seite ...
Nichts anderes. Einfach nur den Kopf drehen ... mit dem Ein- und Ausatmen ... rechts und links.
Ich bemerke dabei, wie meine Atmung tiefer wird, ruhiger und ergiebiger ...

Ich brauche nichts zu tun ... konzentriert auf den Punkt. Der Kopf dreht sich, und das alte Thema wird erstaunlich blasser, belangloser, unwichtiger ...

Irgendwann fühlt es sich so leer an in meinem Kopf, vielleicht sogar langweilig, dass die Bewegung kleiner wird ...

Wenn ich spüre, es ist genug, bleibt mein Kopf von selbst in der Mitte stehen ... ganz gemütlich schließen sich meine Augen ... genüsslich komme ich in meine innere Ruhe ... mein Kopf gibt endlich nach ... sinkt nach vorne ... er leert jetzt die alten Gefühle aus ... die alten Wörter ... die alten Situationen.
Und das fühlt sich sehr gut an. Ich bin ganz frei im Kopf.

Tiefe Ruhe füllt mich aus ... tief und angenehm ...

Ich nehme mich selbst neu wahr. Ja, Ich nehme mich selbst wahr ... Und das spüre ich im Moment ganz intensiv.

Ich nehme mich selbst wahr ... und ich sehe, wie ich mich wahrnehme ... ernst nehme ... achtsam für mich bin ...

Und ich fühle, wie ich mich wahrnehme ... ernst nehme ... achtsam für mich bin ...

Ich fühle das ganz wunderbar, dieses innere »Michwahrnehmen ... Ernstnehmen ... Achtsamsein für mich« ... mit aller inneren Wertschätzung.

Und ich weiß plötzlich intuitiv: Ich bin richtig, so wie ich bin ... ich muss nichts beweisen.
Ja, ich bin goldrichtig!

Mein Weg

Ziel: den eigenen Weg finden
Technik: einfache Ideomotorik (»Die chinesische Muschel«)

Ich habe einen klugen Kopf, der viel nachdenkt, nachforscht, abwägt, vergleicht, interessiert ist, weiterlernt ... und beobachtet ... und seine Schlüsse zieht.

Aber jetzt lasse ich meinen Kopf mal ausruhen ... lehne ihn zurück und lasse alles das – was mich so beschäftigt, in meine Hände wandern.

Ich nehme meine Hände so zusammen, als ob ich einen Teig hätte und einen Kloß machen wollte
und schließe nun meine Augen ...
Zwischen meinen Händen ist ein Hohlraum ... und da lege ich nun alles hinein, was zu dem Thema gehört, was mich gerade so beschäftigt ...
Dieses Thema hat Geschichte ... das hat Länge ... Breite ... Höhen ... Tiefen ...
und ... das hat auch *Zukunft.*

Bald ist alles jetzt drin, eingeschlossen in meine Hände:
meine Überlegungen zu wichtigen Entscheidungen zu meiner Lebensplanung, meine Erlaubnis, glücklich sein und leben zu dürfen, was ich leben will ... weil ich vital und kraftvoll sein will.

Und immer, wenn gerade noch ein Gedanke kommt, lass ich den einfach flugs zwischen meine Hände fließen, da in den Hohlraum zwischen meinen beiden Handflächen ... und lehne mich zurück ...

Ich habe meine Geschichte ... eine interessante Geschichte, eine bewegte Geschichte, eine Geschichte mit unerwarteten Vorkommnissen und starken Gefühlen ... und das macht mich zu dem Menschen, der ich bin.
Das hat mich auch zu der/dem guten *(z. B.: Therapeutin)* gemacht, weil ich viel verstehe ...

Und während ich ruhiger werde und tiefer atme ... wende ich mit jedem Atemzug mehr ... dieses Verständnis zu mir selbst hin. Wie auch immer das sei. Wie auch immer sich das anfühlt ... und ich mache schöne, tiefe Atemzüge ...

Und keiner kann mir raten, was ich tun oder lassen soll und wie mein Lebensweg weitergehen soll ... aber ich möchte das leben, was mir entspricht ... und wenn ich mal später alt bin, möchte ich mir sagen:
»Ich habe mein Leben ausgekostet. Ich habe gelebt, und zwar richtig ... ich bin Wege gegangen, die vielleicht ungewöhnlich waren, aber ich bin mir selbst immer treu geblieben ...«

Und während ich mehr und mehr nachlasse, einfach, weil ich mehr und mehr in Hypnose gehe, kann mein Unbewusstes beginnen, sorgfältig meine Situation zu studieren ...

Und mein Unbewusstes beginnt, den roten Faden in meiner Geschichte zu ziehen ... und mich darauf hinzuweisen, wo ich mir treu bin ... wo ich auf mich achte ... und was ich alles kann ...

Und während mein Unbewusstes mehr und mehr an diesem Gesamtkomplex arbeitet, der mit dem logischen Denken ... nicht so einfach zu behandeln ist ... kann mein Körper beginnen, sich zu entspannen ... können meine Beine sich entspannen ... und sobald das Unbewusste richtig anfängt, das Thema zu bewältigen, können sich auch meine Hände entspannen und irgendwann beginnen, ganz langsam, langsam ... auseinanderzugleiten ...

Ich brauche nichts zu tun ... nichts zu verstehen ... es löst sich, gibt ab, alles hier in meinen Händen ... die lösen sich und entspannen sich ... und ich beobachte voller Gefühle, was sich von selbst tut ...
Meine Hände gleiten auseinander ... ganz selbsttätig ... weil mein Unbewusstes so gut Bescheid weiß ... kennt mich viel besser als ich ... und setzt mich frei für ein tiefes Durchatmen ... und für eine neue Sicht auf mich und mein Leben ...

Bald sind meine Hände ganz auseinandergeglitten ... *(Pause.)*

Und niemand weiß besser als ich, dass Entwicklungen Zeit brauchen ... und dass kein anderer mein Tempo bestimmen kann außer ich mir selbst ... und diese Erlaubnis gebe ich mir jetzt!

Und ich gehe in meinem eigenen Tempo meinen einzigartigen Weg ... *(Pause.)*

Das wird mich sicherer machen ... und ich werde nach einiger Zeit genau wissen, wo mein Weg hingeht ... wie ich das gestalte ... so, dass es für mich richtig ist ... sich gut anfühlt, seelisch und geistig und körperlich ... *(Pause.)*

Jetzt gebe ich einfach mal meinem Unbewussten ein tiefes Dankeschön:
»Liebes Unbewusstes, ich bedanke mich, dass Du so viel für mich tust!
Bleib bei mir, und lass mich träumen, wie ich auf eine gute Art und Weise weiterkomme ... die Schwere hinter mir lasse ... mehr Leichtigkeit gewinne ... und mein Leben richtig lebenswert gestalte ... mit all meinen Gefühlen!«

Und nun beende ich meine Hypnose, denn es ist alles getan ...

Der Lindenbaum

Ziel: Erholung, Beruhigung, Heilung, Zentrierung, Halt, gesundes Gefühl von Gleichgewicht und Stabilität
Technik: entweder .../oder ... (siehe unten)
Entweder: in leichter Trance sich selbst laut vorlesen
Oder: sehr langsam und gut betont lesen und aufnehmen, über Kopfhörer abhören

Warum sollte es mir nach dieser Hypnose nicht einfach gut gehen?
Ich sitze bequem da ... ich brauche nichts zu tun ... ich brauche nichts zu verstehen ...
ich kann die Augen offen lassen ... ich kann die Augen schließen ... aber eigentlich ist es ganz hübsch, eine Weile noch mit offenen Augen einfach dazusitzen ... und vielleicht in das Grün der Bäume zu schauen ... ein sanfter Wind bewegt zart die Vorhänge ... einfach sein ... und atmen ... den Boden unter den Füßen spüren ... den stabilen, festen Boden unter meinen Füßen ... den stabilen, festen Sitz unter meinem Gesäß ... den stabilen, festen Halt der Lehne in meinem Rücken ...
Meine Hände liegen bequem und warm auf den Oberschenkeln ... und mein Kopf ruht ...

Ich kann meinen Atem spüren ... die Luft kommt und geht ... und ich verlangsame die Atmung, um die innere Ruhe zu vertiefen ...
Einatmen ... die Weite im Brustraum einen Moment genießen ... und Luft ruhig wieder ausströmen lassen und für einen Moment ein bisschen leer sein ...
und der nächste Atemzug tankt wieder auf ... füllt meine Lungen ... und ganz natürlich fließt die Luft wieder ab ... in ruhigem Rhythmus ... langsam ... fließend ...

So beruhigt sich mein Organismus ... ganz in seinem eigenen Rhythmus ... alle inneren Impulse vollziehen sich langsam und harmonisch ... das Herz schlägt langsam und harmonisch ... und ganz von allein befriedet sich mein inneres System mehr und mehr ...

Die Augen geschlossen ... spaziere ich in einem sehr schönen Park ... in dem schönsten Park, den ich kenne: gepflegte Rasenflächen ... bunte Blumenrabatten ... kleine Teiche mit Seerosen ... blühende Büsche ... herrliche alte Bäume ... mein Blick hat sicheren Halt.

Und ich sehe ein Haus ... und ich gehe auf dieses Haus zu ...
Ich weiß sogleich, es ist mein Haus ... denn das Haus ist wie ein Abbild meiner selbst ...
Ich komme näher ... öffne vorsichtig die Haustür ... trete ein ...
und fühle mich sofort heimisch ... und ... tief im Inneren weiß ich, ich habe hier eine Aufgabe ... es ist etwas zum Guten zu verändern ... und es braucht dazu nicht viel ...
Ich wandere durch die Räume ... erkenne dieses und jenes ... alles vertraut ...

Ich steige die Treppe hinauf ins obere Stockwerk ... gehe – wie im Traum – noch weiter die nächste Treppe hoch ... hoch zu den Dachstübchen ... eins rechts ... eins links ...

Ich öffne die Türe zu dem einen Dachstübchen ... gehe zu einem Fenster ... öffne es ... lasse frische Luft herein ... durchlüfte den Raum ausgiebig ... Sonnenstrahlen fluten herein ... angenehm erfrischend ...

Und ich weiß ... und fühle ... das Dachstübchen[4] braucht Ruhe ... braucht Erholung ... Regeneration ... damit sich alles wieder natürlich sortiert ... und gesund organisiert ... so gehe ich nach geraumer Weile wieder an das Fenster ... löse die hölzernen Fensterläden aus den Haken ... schließe sie sorgfältig ... schließe jetzt die Glasfenster ... und nun ziehe ich die samtenen, dichten Vorhänge zu ... für samtene Ruhe ... seidene Stille ...

Und das mache ich bei jedem Fenster ... ich löse die Holzläden und schließe sie ... schließe umsichtig die Glasfenster ... ziehe die dichten, weichen Vorhänge zu ...
Wenn das letzte Fenster geschlossen ist, merke ich, es herrscht tiefe, erholsame Ruhe ... Mucksmäuschenstille ...

Auf Zehenspitzen schleiche ich zurück zur Türe ... lösche die letzten Lichter ... trete hinaus ... langsam und vorsichtig ziehe ich die Türe ins Schloss ... absolute friedliche Stille ... Mucksmäuschenstille ...

In absoluter friedlicher Stille gesundet das System ... sortiert sich ... organisiert sich ...
Das Gewebe, gut durchblutet ... gut genährt ... bestens versorgt ..., regeneriert sich ...

Und ich betrete das andere Dachstübchen und tu dort das Gleiche: Ich öffne die Fenster ... lüfte ausgiebig ... leichter Wind weht Frische herein

4 Die Idee vom Beruhigen der »Dachstübchen« stammt von Dr. Ines Lissina-Ristau, Dresden. Erzählt in einem meiner Seminare am Meer.

... Sonnenstrahlen füllen den Raum mit wohliger Wärme ...

Nach geraumer Weile schließe ich auch hier sorgfältig das erste Fenster ... die Holzläden ... die Glasfenster ... die Vorhänge ...
Ich schließe ein Fenster nach dem anderen, bis es ganz angenehm still und friedlich ist ... ich schleiche auf Zehenspitzen zur Türe ... lösche das letzte kleine Licht ... überprüfe noch einmal alles umsichtig und vergewissere mich: Ruhe, friedliche Stille. alles richtig, damit eine gesunde neue Organisation vonstattengehen kann ...

Ich öffne die Türe ... trete hindurch und schließe sie wieder vorsichtig ... Mucksmäuschenstille auch hier ... wohltuende Ruhe ... Erholung ... Heilung ...

In absoluter friedlicher Stille gesunde ich ... alles sortiert sich ... organisiert sich ... physiologisch stabil ... und kommt ins Lot ... mein Gewebe wird gut durchblutet ... gut genährt ... bestens versorgt ... alles regeneriert sich ...

In der Zentrale der Oberstübchen ... des rechten und des linken ... wird alles aufs Beste neu verschaltet ... alles organisiert sich gesund ... für vollkommenes Gleichgewicht ... für Balance und Harmonie ... und das wirkt durch mein ganzes Haus ... bis tief hinunter ins Fundament ... stabil und gesund ... eindeutig und klar ... wie die Natur es vorsieht.

So wandere ich die Stufen wieder hinunter ins erste Stockwerk ... weiter hinunter ins Erdgeschoss ... dort gibt es eine Überraschung für mich:

Ich finde hier einen kleinen Kasten aus Holz ... aus einem schönen Holz ... wohl Lindenholz ... ... ich öffne ihn ... es liegt darin ein Samen ... der Samen eines Lindenbaumes ...
Ich nehme diesen Samen an mich ... gehe hinaus in den Park ... und finde den richtigen Ort für einen prächtigen Baum ...

Ich grabe ein kleines Loch ... befeuchte den Samen mit meiner Spucke ... und setze ihn in die Erde ... das Loch fülle ich liebevoll mit Erde auf und drücke sie etwas fest ...

Nach kurzer Zeit wird sich ein Keimling bilden ... er schiebt sich nach oben ...
und eine Wurzel, die streckt sich nach unten ... und ich weiß nicht, woher der Same das Wissen hat, den Keimlinge senkrecht nach oben zu schieben und die kleine Wurzel senkrecht nach unten ...

Ureigenes Wissen ... ureigene Kraft ... gerade ... aufrecht ... vollkommen im Lot ... ganz in der Mitte ...

Bald wird der Keimling Sonnenlicht erblicken ... die Wurzel kräftigt sich ... verankert sich fest im Erdreich ... und aus dem Keimling wird ein kleiner Trieb ... und aus dem Trieb ein kleiner Stamm ... und aus den paar Wurzeln entwickelt sich der Wurzelballen ... fest verankert in der Erde ...

Und aus dem kleinen Stamm wird im Laufe der Jahre ein immer festerer Stamm ... aufrecht, vollkommen im Lot ... egal, was um ihn herum ist ... er wird eine Krone bilden ... die Krone wird mit der Zeit immer größer, luftig und licht ... gleichzeitig stark und stabil ...
Zur Zeit der Blüte verströmt sie einen wunderbaren Duft ...
Im Sommer spendet sie Schatten, und ihre Früchte haben heilsame Kraft ...

Und ich weiß intuitiv, die Linde ist in mir ... mit all ihrer Lebenskraft ...

Die Linde trägt meinen Namen und streckt sich mit mir nach oben ...
die Sonne wärmt uns ...
der Wind rauscht durch unsere Krone ...
Regen wäscht uns und tränkt die Erde, damit unsere kräftigen Wurzeln alle Nährstoffe aufsaugen kann ...

Und ich genieße ... genieße zu vergessen ... genieße zu lernen ... genieße, mich wohlzufühlen ... und stehe immer stabiler in meiner Mitte ... und vertraue in meine Heilung ...

Und jedes Mal, wenn ich mit meiner Linde in Hypnose bin, werde ich die Wirkung intensiver verspüren, und die Wirkung wird immer länger anhalten. Ich werde gesund und glücklich mein Leben gestalten.

Die Linde ... sie steht am Brunnen vor dem Tor zu meinem Unbewussten ...

5. Selbstwert, Vertrauen, Zuversicht

Im Wissen um den unverletzbaren inneren Diamanten, der uns immer wieder Kraft spendet, kann das Schiff des Lebens vertrauensvoll auf dem Meer dahinsegeln. Die weiße Taube wird sich nach großer innerer Wertschätzung in die Lüfte erheben. Und wenn das Leben Dir Zitronen reicht, mach – im Bewusstsein Deiner Kräfte – Limonade draus!

Diese vier Texte sind Beispiele für das Spiel mit Metaphern und Bildern.

In der Hypnose »Mein Segelschiff« ist eine einfache ideomotorische Bewegung eingebaut. Der Arm wird zu Beginn nach oben gehalten, wo er fast von selbst stehen bleiben sollte. Die zeitlupenartige Armsenkung sollte dann möglichst ganz von allein, ohne bewusstes Zutun, erfolgen, und zwar in dem Zeitraum, in dem tiefe hypnotische Arbeit geleistet wird.

Mein Segelschiff – voller Vertrauen

Position: sitzend, einen Arm (für kurze Zeitdauer) nach oben ausstrecken

Ich habe meinen Arm nach oben ausgestreckt, wie den Mast eines Segelschiffes …
Ich bin das Segelschiff, das mit einem lauen Wind ruhig über das Wasser gleitet …
Ich atme … ruhig … und gleite dahin … ruhig … mein Arm bleibt von selbst da stehen …

Und in dem Moment, wo mein Unbewusstes mein Thema aufgreift …
kann der Arm anfangen … wahrscheinlich stückchenweise … ganz langsam zu sinken … langsamer als Zeitlupe … atme …
Ich atme … ruhig … und gleite dahin … ruhig …

Ich gleite … wie ein Segelschiff … sanft durch ruhiges Gewässer …
… wahrscheinlich an einer Insel vorbei … oder auch an zwei …
und das Unbewusste ist tätig, um mich vorwärtszutragen …
wie der laue Wind, der in mein Segel bläst …
nach vorne … in meine Zukunft … um es mir leichter zu machen … und einfacher …
und meine Hand sinkt … und sinkt … und sinkt … langsamer als in Zeitlupe …

Ich atme … ruhig … und gleite dahin … ruhig … in dem Maße, wie unbewusste Veränderung in mir vor sich geht.

Stabil dahingleitend ... und langsam steigt eine Ahnung von Kraft hoch aus der Tiefe ...

Sehr gut, sehr schön, sehr gut ...
und irgendwann wird der Arm ganz abgesunken sein ...
und auch die Hand wird sich bald ablegen ... ruhig und gelassen ...
in meinen Schoß oder auf den Schenkel ...
und ich ... in wohliger Trance ...

Und in dem Moment, in dem die Hand sich ablegt ...
wird deutlich, was deutlich werden soll ...
damit ich mich wohler fühle ... sicherer ... *(hier das Ziel genauer benennen)*
und ich vielleicht schon eine Ahnung davon bekomme, wie es anders sein kann ...
heute Nacht werde ich träumen ... einen Traum ...
aus dem ich am nächsten Tag mit gutem Gefühl erwache ...
Und immer wieder, wenn ich eine Idee brauche ... oder die Hilfe meines Unbewussten ...
Kann ich einfach meinen Arm wie einen Segelmast aufrichten ...
hochhalten ...
und mich in Trance begeben ... und weiß, der Arm fängt an zu sinken ...
sobald unbewusste Arbeit beginnt ...

Das Segelschiff gleitet von selbst dahin ...
zieht an den Inseln vorbei ... in eine aussichtsreiche Zukunft ...
oder in einen sicheren Hafen ...
oder in Richtung von Abenteuern ... in denen ich mich erfahre und von denen ich lerne ...

Danach werde ich voller Wohlbefinden wieder wach und komme klar in die Gegenwart zurück.

Mein innerer Diamant

Ziel: Aufnahme des Kontakts zur inneren Kraft

Ich schließe die Augen und lehne mich gemütlich zurück ...

Ich fühle mich geschützt ... geborgen ...
ich brauche nichts zu tun ... nichts zu verstehen ...
und gleite dahin ... getragen wie auf Wolken ... schwerelos ...

Mein Atem fließt ruhig und regelmäßig ...
und bei jedem Ausatmen erklingt mein Name ...
angenehm und wohltuend ...

Tiefer und tiefer sinke ich in atemgleiche Ruhe ...
und ich lasse mir dafür alle Zeit der Welt ...

Bald komme ich ins Zentrum meines Seins ...
Das ist mein Ort, so ruhig und friedlich still.
Es ist der Ort, wo ich einen wichtigen Teil von mir finde:
meinen inneren Diamanten ...

Mein innerer Diamant war schon immer da ... seit dem Moment meiner Geburt ...
auch wenn ich ihn manchmal vergessen habe oder ihn gar nicht spürte ...
er war immer da und wird auch immer in mir sein ...

Die Kraft meines Diamanten ermöglicht es mir, Hürden zu nehmen ...
Hindernisse zu überwinden ... und Schwierigkeiten zu meistern ...

Er ist unverwundbar und unverletzlich ... er war immer ganz und wird mein Leben lang immer unversehrt bleiben.

Und jetzt wende ich mich vollkommen meinem inneren Diamanten zu ...

Ich erlaube mir alle Bilder ... alle Gefühle ... alles ist richtig und willkommen ,,,
denn ich fühle mich stark und mit meiner inneren Kraft verbunden ...
(Lange Pause von mindestens sieben Minuten.)

Wenn ich so innig mit meinem inneren Diamanten in Kontakt bin,
fühle ich mich sofort ruhiger und optimistischer ...
und bin mir sicher, dass ich in mir alle Ressourcen habe, um nach vorne zu gehen ...

Nachher werde ich aus dieser Trance wunderbar gestärkt hervorgehen ...
und weiß, ich kann immer mit der Kraft meines inneren Diamanten Kontakt aufnehmen ... Ich halte einfach inne, schließe die Augen und nenne mich beim Namen.

Meine weiße Taube

Ziel: Selbstwert

Meine Hypnose kommt leichtfüßig ... einfach durch ein paar ruhige Atemzüge ...
... kommt leichthändig ... einfach durch ein paar ruhige Herzschläge ... leicht und frei ...

Je ruhiger ich atme ... desto ruhiger pumpt mein Herz ruhig Blut durch den Körper ... und desto leichter fühle ich mich ... schwebend wie eine Vogelfeder in der Luft ... fließend wie feine Seide ... und mein Unbewusstes freut sich, mir zu helfen ... es klopft bei mir an und sagt:
»Du, ich bin da ... ich hab Dich schon durch so viele Situationen getragen ...
Du hast es vielleicht gar nicht bemerkt ... und auch jetzt werde ich Dich unterstützen ...
und vielleicht merkst Du es auch jetzt nicht ...«

Und mein Unbewusstes ist froh, dass ich so offen bin ... so bereit ... und aufmerksam ...

Ich gleite tiefer und tiefer in Hypnose ... mit jedem Ausatmen tiefer ...
Und während ich in schöne Farben tauche ... und wohlige Klänge höre ... und einen angenehmen Duft wahrnehme ... geschieht etwas ganz von selbst ...
genau das Richtige, um den entscheidenden Schritt weiter gehen zu können ...

Ich brauche nichts zu tun ... und nichts zu verstehen ... mit Leichtigkeit finde ich zu einem Platz, an dem ich mich vollkommen wohlfühle ... einen Ort ... an dem ich mir sage:
»Hier ist mein Ort ... mein Platz ... mein Refugium ... meine Mitte ... mein Zuhause.«

Und ich gestalte mir diesen Ort genau so, wie es am besten für mich ist ...
Ich kann das, weil ich auch mein Leben gestalte ...
Ich gestalte mir diesen Ort, damit er genau für mich passt ...

Das Unbewusste fügt hinzu, was tragfähig ist ...
und wählt, was aufbaut ... mit stabiler Basis ... und sicherem Halt ...

Ich fühle mich willkommen und geborgen ... alles um mich herum ist unwichtig ...
ich bin an meinem Ort ... sicher und stabil ... an meinem Ort ...

Ganz intensiv verspüre ich Liebe ... Verbindung ... und Geborgenheit ... und das Kind in mir spürt es auch ...

Mein Unbewusstes hält schützend seine Hände über uns ... und strahlt Kraft herein ... umsichtig ... und liebevoll ... es wird mir warm und wohlig ...

Ich weiß, wie eine Blume gedeiht, wenn sie richtig genährt wird ... wenn die Sonne auf sie scheint ... wenn der Regen die Erde mit seinem weichen Wasser tränkt ...
sie blüht auf ... Kräfte kehren zurück ... Lebenslust spielt sich ein ...
und dieser unbeirrbare Glaube ist plötzlich da: »Ich schaffe das!«

Ich spreche zu mir selbst im Guten ... und ich sage mir im Stillen: »Ich bin neugierig, wie mir das gelingen wird ... ich lass mich überraschen, was alles noch Schönes auf mich zukommt ... und ich bin bereit auszuprobieren ... ich glaube an mich selbst!«

Und während ich von eins bis sieben zähle, sinke ich tief in Hypnose ... tiefer als tief ...
so tun sich Dinge, die mich erstaunen werden ...
... eins ... und zwei ... und drei ... und vier ... und fünf ... und sechs ... und sieben ...

Schritt für Schritt bin ich vorwärtsgegangen ... von Anbeginn des Lebens ... unberirrt ...
mit festem Glauben an mich ... Schritt für Schritt vorwärts ...
Ich habe keine Mühe gescheut ... immer weiter bergauf ... weiter und weiter hoch ...
geleitet von meiner Vision ... immer weiter ... egal, was um ich herum war ...
Schritt für Schritt hinauf ... unermüdlich ... mit festem Sinn ...
und ungeheurer Lebenskraft ... immer höher ... um jetzt ... endlich ...
hoch auf dem Berg ... auf dem Gipfel des Berges ... meine weiße Taube fliegen zu lassen ...

Noch halte ich sie in meinen Händen ... fühle sie warm und lebendig ... ihr Herz pocht ...
nur noch ein paar ganz tiefe Atemzüge ... wenige Schritte ...
bald werde ich meine Hände öffnen ...

Meine weiße Taube spürt die Sonne auf ihrem Gefieder ...
sie atmet den Wind des Frühlings ... meine Hände sind geöffnet wie ein Sprungbrett ...

Sie steht abenteuerlustig auf meinen Handflächen ... sie zittert leicht vor Erregung ...
ich spüre die Vibration ihrer Freude ...

Gleich wird sie ihre schönen Flügel ausbreiten ... wird sich abstoßen ... wie von einem federnden Sprungbrett ... sie wird ihre Flügel weiter und weiter ausbreiten und sich in die Luft schwingen ... mit großer Freude ... es ist nicht nur ein Schubs ... es ist ein Start!

Ich spüre es, wie die weiße Taube das Getragenwerden auf der Luft liebt ...
wie sie die Sonne auf dem Gefieder genießt ... das Schweben ihres Körpers ...
und das Rauschen ihrer Schwingen im Luftstrom ...

Der Körper kräftigt sich ... er will laufen ... und lachen ... und tanzen ... und lieben ... laufen ... und lachen ... tanzen ... lieben ... heiter und frei ...

Die weiße Taube begleitet mich ... und es wird einfacher und leichter sein als ich denke ... und Freude zieht ein in mein inneres Haus ... ich spüre es schon jetzt tief im Inneren ...
und ich spüre, wie diese Freude strömt ... sie strömt in mein ganzes Sein ...
und ich merke, wie mich das entspannt ... ich lehne mich zurück ... atme auf ... lächele ...

Mein Platz im Leben ist hier ... und auch dort ... und ein bisschen überall ...
überall, wo die weiße Taube fliegt ... bin ich mit meinem Unbewussten Hand in Hand ...

Ich gehe gut mit mir um ... ich spreche liebevoll mit mir ... ich ermuntere mich ... und ich spiele in dieser fröhlichen Art, die mir eigen ist ... und meinem Temperament entspricht ...

Ich fühle mich tief verbunden in mir und mit meinem inneren kleinen Kind ... ich spiele ... leicht und frei ... so lange, wie ich mich wohlfühle, bis ich irgendwann merke, es ist genug für heute ... dann zähle ich ganz im Stillen und ganz in Ruhe ... von sieben bis eins ... und kehre Schritt für Schritt wieder hierher zurück ... heiter ... leicht und frei ...

Zitronenlimonade

Ziel: Anerkennen von Stärken und Lebensleistung, Loslassen einer »schlechten Angewohnheit«
Technik: wenig Wörter, viel Vertrauen, einfache Ideomotorik (Handlevitation)

Ich mache drei tiefe Atemzüge und komme ins Träumen ...
Ich bin in einem schönen, weiß getünchten Raum am Mittelmeer ...
draußen plätschern die Wellen, und die Sonne taucht alles in helles Licht ...
feiner Wind weht herein ... er umfächelt mich ... um mich herum alles unwichtig ...
und ist doch alles richtig ... und meine ganze Energie ist auf mich gerichtet ist ...
und meine Aufmerksamkeit ist ganz bei mir ...

Auf meine eigene Art und Weise sinke ich mit jedem Ausatmen tiefer und tiefer in Hypnose ...
in Kontakt mit mir ... so kann ich bewusst und unbewusst Schritte setzen ...
die mir in Hypnose leichter fallen ... leichter als sonst ...
Leichter und leichter ... angenehm umweht ...
und eine Hand kann sich spontan leichter fühlen ... die rechte oder die linke ...

Ich lasse mir Zeit ... ich schenke mir Zeit ... und diese einmalige Aufmerksamkeit ...
und das Empfinden von Loslassen ... und das Erfühlen von selbstständigen Abläufen ...
Und ich weiß, dass der leichte Arm noch leichter wird, je höher er sich hebt ...
Bewegung vollzieht sich jetzt wie von allein ... leicht und frei ...

Mit dem Gespür für meine innere Stärke ... für meine innere Basis ...
wird es leichter und leichter ... leichter ... einfacher ... Ich werde im Kopf freier ... und bin ganz in mir ... ich empfinde das gerade sehr stark...

Ich kann lernen ... umlernen ... und neu lernen ... das Gelernte von früher neu einordnen ... und wenn ich jetzt lerne ... umlerne ... neu lerne ... oder einfach neu ordne, kann sich ein Finger von allein heben ... ja, es geschieht ganz von allein!

Und während sich jetzt innere Arbeit für mein Ziel selbsttätig vollzieht ... segelt meine Hand mit dem Wind, der durch das Fenster hereinweht ... näher und näher zu mir hin ... zu meiner Brust ... näher und näher ... näher und näher ...
die Hand segelt ... segelt wie ein Paraglider ... näher und näher zu mir hin ...
näher und näher zu meiner Brust ... in aller Zeit der Welt ...
näher und näher zu mir hin ... ein Zeichen unbewusster Arbeit ...

Und ich tief konzentriert ... meine Gedanken frei ... und mein Gemüt heiter ...

Die Hand findet ihren Weg ... und Ruhe kehrt ein ...
und ich empfinde diese Ruhe ... genieße sie ... und auch ich finde meinen Weg ...
Ich bin ganz bei mir ... mit mir ... in mir ... deutlich und klar in meiner Stärke und Kompetenz ... und mir ist tief bewusst, was ich geleistet habe ... und was ich erreicht habe ...

Frei ... und ungebunden ... kann sich alles in der Stille vollziehen ... ich bin in Kontakt mit mir ... und fühle dieses tiefe innere Zusammenspiel ... alles, was unwichtig ist und sinnlos, bleibt zurück ... alles Wichtige und Sinnvolle bleibt bei mir ...

Immer gibt es Stimmen da und dort ... aber ich habe gute innere Stimmen ... die begleiten mich treu ... und eine besondere Stimme, die mich immer wieder ermuntert:
»Reicht das Leben Dir Zitronen, mach Limonade draus!«

6. Die Vergangenheit bestimmt nicht die Zukunft

An unserer Lebensgeschichte können wir nichts verändern. Wir können sie aber in einem anderen Licht sehen, ihr eine andere Bedeutung geben, das letztendlich Positive betonen und das Gelernte wertschätzen. Wir können auch Kapitel schließen, uns abgrenzen und bewusst neue Wege gehen. Wir können uns jetzt aktiv dazu entscheiden und im Heute etwas tun, damit die Vergangenheit nicht unsere Gegenwart und Zukunft bestimmt. Wir können die Dinge neu betrachten und Muster verändern. Dazu mögen wir bewusste Entscheidungen treffen und gut gedachte Schritte tun. Ebenso wichtig ist es, in der Tiefe diese Veränderungen zuzulassen, Abschied zu nehmen, Abstand zu nehmen und Neues in Angriff zu nehmen. Die Freiheit dazu erwerben wir auf der unbewussten Ebene, indem wir uns Raum schaffen, in dem wir Dinge hinter uns lassen, indem wir Symptome auch zu vergessen lernen und unseren Weg und letztendlich unseren Platz finden. Die Selbsthypnosen in diesem Abschnitt sind anspruchsvoll und oft von ideomotorischen Bewegungen begleitet. Das mag am Anfang eigenartig anmuten, aber machen Sie es einfach so, wie ich es Ihnen in der Beschreibung vorschlage, und bald werden Sie vertraut sein mit den unbewussten Bewegungen, die letztlich nur eine innere Resonanz auf tiefe unbewusste Arbeit sind.

Erholsamer Abstand – neue Perspektive

Ziel: Abstand vom Symptom nehmen, ein Problem neu betrachten
Technik: das Problem anvisieren, dann hintereinander vollkommene Konzentration auf das Gefühlsmäßige, das zu Hörende, dann auf den Geruch und den Geschmack; dazwischen immer eine gute Pause einräumen von etwa zwei Minuten; anschließend eine neue Perspektive gewinnen von der Ebene der Intuition und des Humors aus

- Sitze bequem zurückgelehnt, schließe die Augen und atme dreimal tief durch.
- Denke jetzt an die Frage/das Problem, die/das Dich beschäftigt.
- Konzentriere Dich jetzt bitte vollkommen auf Deinen Körper: Fühl erst mal nach, wie Du sitzt/liegst ... spüre die Unterlage ... Deine Kleidung ... die Luft auf Deinen Wangen ... die Temperatur an verschiedenen

Stellen Deines Körpers ... den sanften Druck Deiner Lippen, die einander berühren! Du bist völlig in Deinem Körpergefühl!

- Nimm nun alle Geräusche wahr: Stimmen ... Vogelgezwitscher ... das Rauschen des Windes ... des Meeres ... das Bellen eines Hundes ... Deinen eigenen Atem ... die Stille. Du bist ganz Ohr!
- Nimm nun ganz aufmerksam wahr, was zu riechen ist: den Duft der Pinien ... die warme Erde ... den Wald vor Deinem Fenster ... Dein Parfum ... die Bodylotion ... Deine Haut ... Du bist nur Nase!
- Und jetzt schmeck mal! Vielleicht noch Aroma vom Kaffee ... oder ein wenig Pikantes ... Süßes ... einen Hauch von Meersalz, wenn Du Deine Lippen leckst ... Lippenstift ... Sonnencreme ...? Alle Konzentration liegt in Deiner Zunge!
- Nimm nun in Kontakt auf mit Deiner tiefen Wahrnehmung, Deiner Intuition! Was hat sich in Bezug auf Dein Thema verändert? Was ist neu, nachdem Du so genau die anderen Sinne beobachtest hast? Was verspürst Du im Moment? Was sagt Dein »Feingefühl«? Lass Dich vollkommen in Deine Intuition sinken!
- Finde nun zu Deinem Lächeln, ja, vielleicht zu Deinem Lachen, eventuell sogar zu Deinem Humor. Betrachte Dein Thema mit Lächeln, d.h. mit Abstand, mit Schmunzeln. Schmunzel doch einfach mal, zieh die Mundwinkel hoch!! Was fällt Dir auf? Bleibe eine Weile auf der Ebene Deines Humors!
- Genieße auf diese Weise eine neue Sicht auf die Dinge, atme durch, erlebe Dich außerhalb des üblichen Systems, erfahre die kreative Distanz, mache neue Erfahrungen, schau die Sachlage mal von oben an oder aus der Ferne, von unten oder hinten, genieße die neue Art, Dein Thema zu betrachten!
- Lass Dich nun gemächlich und vollkommen selbstverständlich in Richtung Lösung und Veränderung von alten Mustern schlendern, während Du ruhig atmest, genießt und träumst.

»Nein«-Sagen, Abstand nehmen, frei werden

Ziel: Unangenehmes, wie Konflikt, Stress, Streit, Ärger, Belastung, Schmerz, loslassen und gute Gleichgültigkeit entwickeln; innere Freiheit zur Verwirklichung neuer Träume erobern

Technik: das Thema/Problem anvisieren, aber nicht gefühlsmäßig eintauchen; aufrecht sitzen und mit ruhigem Blick auf einen Punkt in Augenhöhe schauen

Ich sitze aufrecht da ... und schaue mit ruhigem Blick auf einen Punkt ...
Ich schaue einfach sehr entspannt auf diesen Punkt ... und denke nun genauso entspannt an das, was das Thema ist, das ich loslassen, verändern und auflösen möchte *(Konflikt, Stress, Streit, Unangenehme Situation, Ärger, Belastung, Schmerz)* ...
Mein Atem fließt ruhig ... und regelmäßig ...
und ich werde gleich auf leichte Art und Weise ...
Abstand gewinnen ... und unwichtige Dinge verblassen lassen ...
Ich schaue gelassen und entspannt weiterhin immer nur auf den Punkt ...

Mit jedem ruhigen Atemzug mehr ... ziehen sich meine Antennen ein ... schalten meine Sender auf stumm ... fährt sich das System herunter ... bald bin ich ganz bei mir ... konzentriert auf mein Ziel: innere Freiheit, Wohlbefinden, Ruhe.

Und während ich nun weiter unverwandt auf den Punkt schaue ...
und meine Bilder, Erinnerungen und Gefühle gelassen wahrnehme ...
fange ich an, den Kopf ganz gemächlich ...
im Rhythmus meiner Atemzüge zu drehen ... nach links ... nach rechts ...
Mein Blick liegt dabei immer unverwandt auf dem Punkt ...

Ich drehe beim Einatmen den Kopf langsam nach links ...
und beim Ausatmen langsam nach rechts ...
beim Einatmen nach links ... beim Ausatmen nach rechts ... ganz langsam ... ganz ruhig ...
Mein Blick liegt dabei immer unverwandt auf dem Punkt ...

Beim Einatmen nach links ... und beim Ausatmen nach rechts ...
ganz langsam ... ganz ruhig ... mein Blick immer auf den Punkt gerichtet ...

Ich gehe dabei immer mehr in Abstand ... ich gewinne Distanz ...
Worte, Bilder, Gefühle verblassen ... verflüchtigen sich ...

Und ... nach geraumer Weile ... und vielen Atemzügen in meinem persönlichen Rhythmus ... ist alles nur noch ein Kondensstreifen am Himmel ...
und auch dieses Zeichen verfliegt mit dem Wind ... wird zerbröselt, verpixelt ...

löst sich auf im Licht der Sonnenstrahlen ...

Ich aber mache einfach weiter, bis ich merke, dass ich mich wohler fühle ...
befreit ... erleichtert ... angenehm entfernt von dem, was mich gerade noch belastete ...
Alles weiter weg ... und ich sehr bei mir ...

Meine Augen schließen sich ... tiefe Gelassenheit breitet sich in mir aus ...
Bald bleibt mein Kopf in der Mitte stehen ... sinkt entspannt nach vorne ...
Er leert die alten Gefühle aus ... die alten Wörter ... die alten Situationen ...

Ich genieße die gleichmütige Ruhe ... und sinke in wohlige Trance ... und weiß nun, wie ich mich von allem, was mir nicht guttut, befreien kann.

Raum schaffen

Ziel: Zugewinn an Handlungsfähigkeit und Spielraum
Technik: Ideomotorisch. An das Thema denken, wofür man mehr Handlungsfähigkeit und Spielraum haben möchte. Dann die Arme nach vorne ausstrecken, Ellbogen nur leicht angewinkelt, die Handflächen stehen sich gegenüber. Nachspüren, wie weit beziehungsweise wie nah sich die Hände sind, um genau den Raum zu beschreiben, der einem im Moment zur Verfügung steht. Vielleicht sind die Hände 25 cm voneinander entfernt, vielleicht auch nur 8 cm.

Die Augen schließen und ruhig und tief atmen. Eventuell innerlich, d. h. in Fantasie, auf einen See schauen oder in die Weite der Heidelandschaft, etwas, das Weite, Freiheit, Raum verkörpert. Nachlassen, durchatmen und die Aufgabe dem Unbewussten anvertrauen.

Nun nur noch in aller Ruhe beobachten, wie sich die Hände als Ausdruck unbewusster Arbeit langsam voneinander entfernen und auseinanderbewegen. Sie öffnen hiermit – ohne bewusste Einflussnahme – den inneren Raum und zeigen an, wie der Weg freigelegt wird. So kann dabei auch das Bild von Beiseiteschieben von Untauglichem und Altlasten auftreten.

Dieser vollkommen autonome Vorgang wird oft von einem Gefühl inneren Aufatmens begleitet.

Irgendwann sinken die Hände selbsttätig in einem großen Bogen nach unten und legen sich im Schoß oder auf den Lehnen des Sessels ab. Zu diesem Zeitpunkt vertieft sich normalerweise die Trance. So können eindrucksvolle Bilder erlebt werden, vielleicht aber auch nur das schöne Gefühl von Ausgeglichenheit und Entlastung.

Das vergessene Symptom

Ziel: Neuorientierung

Das Schönste wäre, ich könnte über das Symptom lachen ... und es lachend hinter mir lassen. So schließe ich einfach die Augen ... und lass mir Zeit, auf meine Art und Weise zur Ruhe zu kommen ...

Ich weiß, ich kann meine Vergangenheit nicht verändern ... es ist meine Lebensgeschichte, aber ich weiß, ich kann im Heute etwas verändern ...

Nicht aber weiß ich, wie das geschehen soll ... aber ich weiß genau, wie es sich anfühlen soll:
Es sollte beruhigend sein ... friedlich ... entspannend ...
und genau das fließt jetzt bei jedem Atemzug durch meinen Körper ...

Ich atme ein ... und ...
Beruhigung fließt beim Ausatmen durch meinen Körper ... beruhigend ...
Ich atme ein ... und ...
Entspannung fließt beim Ausatmen durch meinen Körper ... entspannend ...
Ich atme ein ... und ...
Friedlichkeit fließt beim Ausatmen durch meinen Körper ... friedlich ...
und ohne, dass ich das jetzt bewusst mache ... bei jedem Ausatmen durch meinen Körper ...:
Beruhigung ... Entspannung ... und Friedlichkeit ... sehr gut ...

Und bei jedem Einatmen ... strömt es auch ins Gehirn hinauf ... genau an die Stelle, wo sich was verhakt hatte, sodass es immer wieder auftrat, obwohl ich es nicht mehr brauche ..., weil ich lägst herausgewachsen bin ...
Das Symptom löst sich und trennt sich auf ... wie ein alter Kinderpullover, der eine schöne Wolle hat, die man aufribbelt und auf ein Knäuel wickelt ... es wird aufgelöst, weil der alte Pullover nicht mehr passt ... und man etwas Neues draus stricken kann ...

Und bei jedem Einatmen kommt ein neuer Impuls in mein Gehirn, genau an die Stelle, dahin, wo es sich verhakt hatte ... die alten Maschen aber, die werden jetzt aufgelöst.
Es kommt Entspannung rein ... frischer Wind ... und neue Möglichkeiten. Und während ich tiefer und tiefer in ein angenehmes Sein sinke, verändert sich etwas ...

Und ich weiß nicht, wo mein inneres Lächeln zuerst auftaucht ... ob das Lächeln sich als Erstes über mein Gesicht legt ... oder ... ob das Lächeln zuerst in meinem Kopf war ... oder ... tatsächlich da auftaucht, wo früher das Symptom war ... und dieses Lächeln dringt in die Tiefe ... und mein Herz pumpt entspanntes Blut durch meine Adern ... und die kleinen roten Blutkörperchen transportieren wie Briefträger den frischen Sauerstoff ... den sie immer von Neuem frisch in die Zellen einwerfen, in jede Zelle immer wieder neu ... sodass immer wieder neu geplant werden kann ... und Altes Vergangenheit wird.

Ich lasse mir viel Zeit und spüre meinem Lächeln nach ... wo es sich ausbreitet ... und wie es mich innerlich frei macht ... und das Symptom sich in ein wunderbares Nichts auflösen kann.

Irgendwann werde ich mit Überraschung feststellen, dass ich irgendetwas verloren habe ... oder vergessen ... hinter mir gelassen ... und es wird sich schön anfühlen.

Und aus dem Lächeln wird irgendwann befreites Lachen.

Wo gehöre ich hin?

Ziel: den inneren Reichtum erkennen und nutzen

Jetzt darf ich einfach faul sein ... durchschnaufen, mich zurücklehnen ... und aufatmen. Mein Unbewusstes hat schon die Ärmel hochgekrempelt, um aktiv zu werden und herauszufinden, was wirklich richtig und stimmig für mich ist.

Ich habe so viele schöne innere Bilder ... glänzende Kastanien im Herbstlaub ... glitzernde Schneekristalle in der Berglandschaft ... leuchtend gelbe Rapsfelder ... und so viel mehr ...

So ein reicher Fundus, so eine Lebensfülle! Und alles dafür da, um zur Wirkung zu kommen ...

Und so gehe ich tiefer und tiefer in diesen angenehmen Zustand, dieses angenehme Sein und ruhe und bin gleichzeitig aktiv dabei ...
Ich habe so eine Spielbreite ... von nüchtern klar und diszipliniert bis verspielt und emotional ... von kreativ bis lebensvoll. Und es ist an der Zeit, ich stehe im Zenit des Lebens, dass ich diese Saiten zum Klingen bringe ...
Und während ich von eins bis fünf zähle, komme ich in meinen hypnotischen Raum: eins ... zwei ... drei ... vier ... fünf

Ich hörte als Kind wiederholt die gleichen Sätze, die gleichen Wörter und glaubte ... sie seien allgemeingültig und für das ganze Leben gültig ... aber jetzt, im Moment, können *die* Sätze, die nichts mehr taugen, mit dem Herbststurm davonfliegen ... und in einem Fluss landen und mit der Zeit ins Meer gespült werden.

Und ich werde meinen Platz finden, der sehr persönlich ist. Ideen gibt es genug.
Aber welche Idee ich verfolge, werde ich in guter Abstimmung zwischen Vernunft und Herz ... zwischen Willen und Zuversicht wählen.

Und während ich in meinem hypnotischen Raum herumwandere ...
werde ich wie in einer Galerie all meine Kenntnisse antreffen ...
das, was ich lerne durfte und gelernt habe ... das, was ich erfahren durfte und erfahren habe ...
all das, was als *riesiger* Erfahrungsschatz in mir schlummert ...

Und ich wandere wie mit einem kleinen Zauberstab herum und berühre den einen oder anderen Erfahrungsschatz ... er öffnet sich, fängt an zu fließen und zu sprudeln, die Energien steigen ...

Und ich spüre tief im Inneren, was ich alles kann, was ich wert bin ... und ich spüre Zutrauen zu mir, und meine Frage *Wo gehöre ich hin?* findet ihre Antwort.
So werde ich erfahren, dass erst mal mitten in meinem Inneren der Platz ist, von dem aus ich nach außen gehe ...

Tiefe Kraft, große innere Freiheit und das wachsende Gefühl von Vertrauen und solider Festigkeit sagen mir: »Ja, ich kann.« Und immer wieder, wenn ich diese Hypnose praktiziere, werde ich dies spüren ...
Ich werde mir meiner Kräfte und Talente bewusst.

So werde ich bald von fünf bis eins zurückzählen und sehr erholt und klar und in guter Stimmung wieder hierher zurückkommen, in diesen einmaligen Tag.

7. Personal Trainer »Murmeltier«

Wer möchte das nicht? Am Abend die Augen schließen, geruhsam einschlummern und morgens frisch und guten Mutes wieder aufwachen. Doch auch wenn viele der Schlafräuber – zu voller Bauch, Elektrogeräte, Licht, Lärm – schon beseitigt wurden, manches lässt sich nicht einfach ausknipsen. Arbeitsstress und Gedankenkarussells, Muskelanspannung und Kopfdruck kennen keine Pausen. So heißt es in der Selbsthypnose für guten Schlaf: den Tag verabschieden, entspannen, gute Selbstsuggestionen für erholsamen Schlaf, abschalten und einschlafen, durchschlafen, schlafen ohne Knirschen, schlafen auch in stressigen Zeiten, gut träumen und erquickt aufwachen. Denn ein guter Tag beginnt mit einer guten Nacht.

So sinken Sie mit diesen Selbsthypnosen in herrlichen Schlaf mit guten Träumen!

Ich hab die ganze Nacht … kein Auge aufgemacht

Ziel: leicht einschlafen, tief durchschlafen
Technik: Selbstberuhigung durch Drücken vom Akupressurpunkt in der Mitte der Handfläche, einfache, sich wiederholende Selbstsuggestionen

Ich kenne guten und tiefen Schlaf …
… leicht einschlafen, einfach, weil ich müde bin …
… tief schlafen … mit Träumen, die meinen Kopf aufräumen …
… am Morgen erholt aufwachen … und den Tag energievoll beginnen …

Und jetzt gönne ich mir alle Zeit dieser Welt … so finde ich meinen Schlaf …
und mein Schlaf findet mich … bald finden wir zusammen … leicht, locker, natürlich …

Mein Körper lehnt sich zurück … meine Zehen recken und strecken sich noch …
genießen die Freiheit nach der Enge im Schuh …

Ich brauche nichts zu tun … und auch nichts zu verstehen … ich lasse es geschehen …
Ich steh nun für mich im Mittelpunkt … und fühl mich rundum wohl …
Mein Atem wird immer ruhiger und regelmäßiger … tiefer und tiefer …
ein … und aus …

Nun lege ich meinen rechten Daumen in meine linke Handfläche ...

Bei jedem Ausatmen drückt jetzt mein Daumen sanft in die Mitte meiner linken Hand ...
fein ... weich ... und elastisch ...
Beim Einatmen löst er den Druck wieder ... die Handfläche federt zurück ...
wie ein Kissen, das sich wieder aufpolstert ...

Während ich nur noch darauf achte, wie ich mit jedem Atemzug mehr entspanne ...
drückt mein Daumen beim Ausatmen sanft in die Mitte der linken Handfläche ...
Beim Einatmen lässt er wieder nach ... regelmäßig ... wie automatisch ...

Beim Ausatmen dieser sanfte Druck ... beim Einatmen das Nachlassen ...

Schon läuft alles wie von selbst ... der sanfte Druck in das Polster ...
dann wieder gelöstes Nachlassen ... harmonisch ... rhythmisch ... viele Atemzüge lang ...

Langsam beginne ich zu fühlen, wie ich in innere Ruhe gleite ...
in Geborgenheit ... in Wohlbefinden ...

Und im Rhythmus der Atmung höre ich meine Stimme zu mir sprechen:
»Ich atme ein ... ... ich atme aus ... Ich atme ein ... ... ich atme aus ...
Ich atme ein ... ... ich atme aus ... Ich atme ein ... ... ich atme aus ...
Ich schlafe ein ... ... ich schlafe aus ...«

Von selbst lösen sich meine Muskeln ... lösen sich meine Bilder ...
lösen sich meine Gedanken ... lösen sich meine Gefühle ...
Mein Körper ist angenehm schwer ... schlafschwer ...
schläfrige Wärme in mir ... wohlig gelöst ...

Auch meine Hände kommen zur Ruhe ... entspannen sich ...
Mein Organismus schüttet großzügig Schlafhormone aus ...
verteilt sie überallhin ... im Rhythmus von »ein und aus ... ein und aus«...

Ich atme ein ... ... ich atme aus ... Ich schlafe ein ... ... ich schlafe aus ...
Ich atme ein ... ... ich atme aus ... Ich schlafe ein ... ... ich schlafe aus ...
Ich atme ein ... ... ich atme aus ... Ich schlafe ein ... ... ich schlafe aus ...

Wohlige Schwere ... herrliches Sinken ... süßes Hinübergleiten ...

Ich schlafe ein ... ... ich schlafe aus ... Ich schlafe ein ... ... ich schlafe aus ...
Ich schlafe ein ... ... ich schlafe aus ... Ich schlafe ein ... ... ich schlafe aus ...

Ruhige Atemzüge geleiten mich tief in samtenen Schlaf ...

Ich schlafe ein ... ich schlafe aus ...
mit schönen Träumen, die in meinem Kopf aufräumen ...

Nach tiefem Schlaf klingt's morgen in mir:
»Herrlich bin ich aufgewacht ...
hab auch die ganze Nacht ...
kein Auge aufgemacht.«

Mein Schlafwaggon trägt mich sanft durch die Nacht

Ziel: ruhig entspanntes Einschlafen, tiefes Durchschlafen

Ich liege unter meiner warmen Decke ...
und lasse mich jetzt in den Schlaf wiegen ...

Beim Ausatmen sage ich mir im Stillen meinen Namen ...
Einfach in Ruhe ... nennen ich mich mit *dem* Namen ... den ich für mich liebe ...
in atemgleicher Ruhe ...
Einatmen ... ausatmen ... *(mein Name)* ...
Einatmen ... ausatmen ... *(mein Name)* ...
Einatmen ... ausatmen ... *(mein Name)* ...
So sinke ich mit jedem Ausatmen tiefer ... und tiefer ... tiefer ... und tiefer ...

Bald vernehme ich in der Ferne ein feines Rauschen ...
es kommt näher und näher ... näher und näher ...

Auf silbern schimmernden Schienen ...
gleitet mein Schlafwagen geschmeidig übers nächtliche Land ...
still vom Mond beschienen ...

Er nähert sich ruhig ... entschleunigt die Fahrt ...
hält genau vor mir an ... und öffnet für mich seine Türen ...

so steige ich ein ... in meinen Waggon ... und lasse mich in mein Abteil führen ... ...

Holzgetäfelte Wände ... ein behagliches Bett ... flauschige Tücher ... seidige Laken ... gedämpftes Licht ... und ein Betthupferl auf dem Tisch ... warum nicht?

Am Kopfende des Bettes ein Kisschen für verwöhnenden Schlaf ... duftend ... nach Blüten von Lavendel ...

Ich werfe noch kurz einen Blick aus dem Fenster ... ins friedlich dunkle Blau ...
Und sehe schemenhaft nur ... die Silhouette der Berge in der Ferne ...

Da lächelt der zuverlässige Wächter des Schlafes – der Schaffner – mich freundlich an ...
und zeigt, wie man die samtenen Vorhänge herunterlassen kann ...

So mache ich dies und setze mich einen Moment lang noch hin ...
verschwende einen Gedanken oder zwei an den vergangenen Tag ...

Doch bald erhebe ich mich und gehe gemächlich ins Bett ... mit seinen seidigen Laken ...
der angenehmen Decke ... die mich so richtig schön wärmt und hält ...
im Wissen, die Dinge des Tages sind gut versorgt ... gut verstaut ...
nichts mehr zu tun ... alles ist für eine ruhige Fahrt durch die Nacht bereit ...

Der Schaffner pfeift ... die Kelle sinkt ...
und während sich leise die Türen schließen, tun dies meine Augen ebenso ...
und der Zug kommt langsam ins Rollen ...

Auf silbern schimmernden Schienen fühle ich den Zug geschmeidig dahingleiten ... ...
und mit jedem Meter Entfernung ... vom Einstiegsort ...
gewinne ich Abstand ... Abstand von dort ...

Mein Körper aber nimmt seine kuschelige Schlafposition ein ...
er genießt das regelmäßige Ruckeln des Zuges ...
das verlässliche Arbeiten der Maschinen ...
und das Gefühl, aller Last entledigt zu sein ...

Ja, ich entferne mich immer weiter ...

während ich durch die Nacht reise ... sicher getragen ... leicht gewiegt ...
egal, wo der Zug entlangfährt ...

So lasse ich ab ... so lasse ich los ...
während ich mit Gleichmut die Wellenbewegung meiner Atmung begleite ...
... ein ... aus ... ... ein ... aus ... ... ein ... aus ...
immer langsamer ... immer tiefer ... immer regelmäßiger ...
und ich werde dabei immer ruhiger ... immer entspannter ... ein ... aus ...
... ein ... aus ...

Tiefer und tiefer sinke ich in die Matratze der Nacht ...
Schlaf hüllt mich ein ... sicher bewacht ...
Schlafhormone schütten sich großzügig aus ...
Schlafenergie strömt warm durch die Glieder ...
samtene Ruhe ... wohlige Schwere ... herrlicher Schlaf ...

Schweigend trägt mein Schlafwagen mich zuverlässig durch die Stille der Nacht ...
vollkommen unbemerkt ... auf stabilen Schienen ...
Wie schön, einfach nachzugeben ... diese tiefe Ruhe verspüren ...

Ab jetzt ist jeden Abend ein Platz für mich reserviert ... in meinem Schlafwaggon ...
im Abteil mit meinem Namen ... und dem zarten Duft von Lavendel ...

Die Bausteine des Textes zum Gestalten einer eigenen Version

Ich bin im Schlafwaggon. Es duftet nach weichem Samt und frischer Bettwäsche, das Licht ist angenehm. Ich lege mich in das Bett und blicke nochmals nach draußen.

Der Schaffner lächelt mich freundlich an und hebt die Hand, und so hebt sich auch meine Hand. Und während sich die Türen sanft schließen, schließen sich auch meine Augen.

Ein letzter Pfiff, ein Ruckeln und der Zug beginnt zu rollen und mit jedem Meter der Entfernung kann sich meine Hand nach unten senken, im eigenen Tempo.

Alles ist gut versorgt, alles gut verstaut, nichts ist zu tun und nichts zu verstehen.

Und während ich von eins bis zehn zähle, gleite ich tiefer und tiefer in die Matratze, und mein Schlaf beginnt.

Ruhig, rhythmisch dahingleitend auf stabilen Schienen. Wunderbar rollend auf sicheren Schienen. Wunderbar getragen, rollend und rollend, rattattata, ruhig rhythmisch, rattattata, auf stabilen Schienen, in tiefem Vertrauen.

8. Mein Körper im Lot

In diesen Selbsthypnosen spielt die liebevolle Zuwendung zum Körper, sei es Herz, Rücken oder die ganze Gestalt, die Hauptrolle. Alle Szenen sind Sinnbild von Heilung, sei es das Thermalbad, das Bad im Sand oder der Heilgarten. Alle dienen der Stärkung von Immunkompetenz, der körperlichen Gesundung, Ausdauer und Widerstandskraft: der Körper aufrecht wie eine Zypresse, das Ausrufezeichen in der Landschaft!

So entführen Sie sich doch gleich mal an den Strand ... mit dem feinen, weichen Heilsand!

Bad im Sand

Ziel: Stabil, sicher und beweglich
Beispiel einer aus dem Stegreif formulierten Trance von Cordula Liedermann, Wien, 2021, im Rahmen meines Seminars zum Thema Selbsthypnose:

Ich zähle bis fünf und finde mich an meinem schönen Strand wieder. Ich spüre den Sand unter meinen Füßen. Er ist weich und trotzdem fest. Er trägt mich sicher. Zugleich streichelt und kitzelt er ein bisschen meine Füße. Das fühlt sich soo gut an! Stabil und in Bewegung. Dieses Gefühl animiert mich zu leichtem Hin-und-Herschwingen. Hin und Her. Im Takt des Meeres. Rechts und links. Hin und Her.

Ich lasse mich zum Sitzen nieder und nehme das weiche Gefühl wahr. Meine Füße werden ganz sanft von den Wellen umspült. Vor und zurück. Vor und zurück. Der Untergrund ist fest und stabil.

Jetzt liege ich auf dem Rücken und sinke tiefer in den Sand. Wie herrlich! Wie in ein Wasserbett. Ich fühle mich getragen und von den Sandkörnern umschmeichelt. Wieder spüre ich die Festigkeit des Bodens und luftige Leichtigkeit.

In angenehmer halb liegender Position schaue ich nun aufs Meer. Ein warmes Lüftchen umspielt mich. Das Wasser ist türkis und glatt und wunderschön! Ich sehe ein Schiff dahingleiten. Es ist mein Schiff! Mein Schiff in die Zukunft. Obwohl fröhlich hin- und herschaukelnd, ist es stabil und sicher. Heiter schwingt es hin und her. Hin und her. Es schwingt und ist beschwingt.

Noch einmal tauche ich in das Sandbett ein, geradezu wie in eine Badewanne. Ich liege so ganz entspannt. Ganz angenehm und ganz ruhig. Das genieße ich in vollen Zügen.

Irgendwann habe ich Lust aufzustehen. Ein sanfter Windhauch erfrischt mich und beginnt, mich ein wenig aufzuwecken. Mit festem Stand blicke ich noch einmal aufs Meer. Ich fühle meine Kraft und Bewegungsfreude. Mit Heiterkeit, Stolz und Lust schaue ich meinem Schiff nach. Es bringt mich weiter.
Erfrischt und klar und lustig gehe ich nun in meinen Tag.

Meine heilende Hand

Ziel: Förderung der mentalen Heilkraft
Inhalt: Sie finden Ihre heilende Hand, vertrauen sich ihr an und legen sie dort auf, wo Ihr Körper schmerzt und Wärme, Zuwendung und Heilung braucht.

Anleitung ruhig sprechen, mit Pausen, damit den Aufforderungen gefolgt werden kann.

- Deine Hände ruhen gemütlich in Deinem Schoß, mit den Handflächen nach oben.
- Dein Blick liegt auf Deinen Handinnenseiten. Betrachte sie eingehend. Schaue dafür abwechselnd auf die eine, dann auf die andere Handfläche.
- Finde in Ruhe heraus, welche Hand Deine »heilende Hand« ist. Schaue dafür beide Hände mit weichem Fokus nochmals genau an, fühle in sie hinein und entscheide dann. Oder ... wähle einfach intuitiv.
- Fokussiere nun diese ausgewählte Hand (Augenfixation).
- Betrachte ihre Farbe ... und dann die feine Zeichnung der Handlinien.
- Nimm die weiche Polsterung der Handfläche wahr und alles, was wichtig erscheint.
- Schließe gemütlich die Augen.
- Sieh nun die Hand mit »innerem Auge« an.
- Erkenne die Farbe der Energie, die in ihr fließt.
- Fühle in die Hand hinein.

- Nimm das Strömen des Blutes/der Energie wahr.
- Spüre die pulsierende Wärme.
- Höre vielleicht das Rauschen des Waldes, das Glucksen eines Baches oder den Klang von Klangschalen.
- Fühle die zunehmende Sensibilität der Hand.
- Mag sein, ihr entströmt Duft von ätherischen Ölen: beruhigender Lavendel, erfrischende Minze, sonnige Kokosnuss oder jodhaltige Meersalzluft, stärkende Tannenwaldluft ... oder fröhliches Maiglöckchen ... Heilkräuter ...
- Lasse nun durch Deine Vorstellungskraft die Hand größer werden *(Pause)*.

- Die Hand ist inzwischen so groß wie eine gemütliche Luftmatratze.
- Du siehst Dich bequem auf dieser Luftmatratze liegen und leicht schaukeln.
- Du fühlst Dich auf der Luftmatratze liegen, es lümmelt sich prima da.
- Eine pulsierende Schwingung ... eine feine Massage.
- Unangenehme Gefühle werden einfach rausgeschaukelt.
- Zeit und Raum unwichtig, nur noch Du, ganz wohlig ... in Deiner eigenen Hand.
- Gute Durchblutung ... Wohlbefinden ... Heilung ... etc. *(Pause)*.

- Und irgendwann ... wandert die Hand ganz von allein genau dahin, wo der Körper besondere Heilung/Unterstützung braucht ...
- Die Hand findet genau den richtigen Platz, ganz von allein.
- Weich, warm und anschmiegsam, ja liebevoll und zärtlich legt sich die Hand genau da auf, wo sie gebraucht wird.
- Sie strahlt Wärme/Kühle (je nachdem), Licht, Weite, Heilung in den Körper.
- Das Körpergedächtnis bringt Gesundung in Gang.
- Wohlbefinden sinkt in den Körper *(Pause)*.

- Die Hand wird sich von allein aus dieser Position lösen und in den Schoß zurücksinken, wenn genug getan ist ...
- Die heilende Trance verbleibt da, wo sie weiterwirken soll.

Heilbad für meine Wirbelsäule

Ziel: Entspannung, Schmerzlinderung, Verbesserung des Muskeltonus, Aufrichtung

Ich sinke mit jeder Zahl und jedem Atemzug tiefer und tiefer, mit einem wohligen Gefühl von Nachlassen und einer angenehmen Gleichgültigkeit ...
Eins ... und ... zwei ... hier sein und gleichzeitig woanders hingehen ...
drei ... und ... vier ... und ... fünf ... an den besten Platz ...
sechs ... und sieben ... in meiner wunderschönen Landschaft ... mit meiner Wohlfühltemperatur ... und Sonne, so viel mir gefällt ... in warmem Licht ... und wunderbarem Duft ...

Und ein Thermalwasserbecken nur für mich ... bunt verziert mit Mosaiksteinchen ... die blinken in der Sonne ... und diese Sonnenreflexe tauchen meinen Körper in bunte Farben ... ich steige hinein ... wunderbares Heilwasser ... mein Körper, warm, weich, sanft getragen ...

Das Thermalwasser umflutet mich in feiner Strömung ... harmonisch ... ausgleichend ...
Die Sauerstoffbläschen wirken wie eine Massage, sehr fein und doch tief wirksam ... die Mineralien des Thermalwassers erwärmen meine Muskulatur und lösen Verklebungen, lockern ... und warmes, nährstoffreiches Blut pulsiert überallhin ...

Ich verspüre kleine, ruckartige Bewegungen in der Tiefe des Rückens, er rückt sich von selbst zurecht, renkt sich wieder ein ... und setzt seine Bauelemente an die richtige Stelle ...
Die Gelenke atmen auf ... lassen Luft und Licht herein und all die guten Substanzen und kommen wieder so richtig in Form ... feines Plätschern begleitet mich ... *(Pause.)*

Energie strömt in meine Schulter ... strömt in meinen Rücken und all die Bereiche, die gute Energie brauchen ... und Wärme ... Ausgleich ... und Heilung.
Es strömt mit jedem Atemzug tiefer ... und breitet Wohlbefinden aus, löst Altes und ermöglicht Neues, nach dem gesunden Urprinzip des Körpers ... und ich spüre es ganz deutlich ... tiefer und tiefer in Trance ... und verbleibe hier so lange, wie es mir wohltut ... *(Lange Pause.)*

Wenn ich genug aufgetankt habe, lasse ich mich einfach ein wenig im Wasser treiben ... hin zu der großen, sicheren Treppe mit dem schön geschwungenen Handlauf ...

Langsam richte ich mich auf, spüre den Boden des Wasserbeckens unter den Füßen und tauche aus diesem Thermalwasser wieder auf ... vorsichtig übernehme ich wieder selbst mein Gewicht ... erst mal unten stehen, der Körper noch zu drei Vierteln im Wasser ... und dann immer weiter hoch ... der Körper nur noch bis zum Bauch im Wasser ... und weiter ... nur noch bis zu den Hüften ... und weiter, bis ich mein Gewicht wieder selbstständig trage ... stark und stabil ...

Meine Beine tragen mich sicher und zuverlässig die Stufen hoch ... die Fußsohlen in guter Bodenhaftung ... der Rücken straff und aufrecht ... bis ich ganz aus dem Wasser hinausgestiegen bin ... und mich mit einem flauschigen Handtuch abtrockne ...

Mit sicherem Schritt gehe ich übers Gelände ... elastisch ... kraftvoll ... stabil ... mein Körper aufgerichtet ... mit schwingenden Armen und elastischem Tritt ...

Ich fühle mich sehr gut, erfrischt und aufgetankt. So zähle ich zurück: sieben... sechs ... fünf ... vier ... drei ... zwei ... eins. Ich bin wach und frisch und gut erholt!

Mein Heilgarten

Ziel: Wellness für den Körper
Technik: an einen inneren schönen Ort gehen; tiefe Trance; Suggestionen der Ruhe, Wärme, Entspannung, Heilung

Ich schließe meine Augen ... und mache ruhige und tiefe Atemzüge ...
Ich nehme mir nun alle Zeit für mich ... alle Aufmerksamkeit ist konzentriert auf mich ...
und mit jedem Atemzug beginne ich zu spüren, wie ich nachlasse ... mehr und mehr ...

Ich möchte mich besser fühlen ... gesünder ... auf der Sonnenseite des Lebens gehen ...

Und während mein Bauch sich in Hypnose atmet, lehne ich mich gemütlich zurück ...

und bei jeder Zahl, die ich jetzt innerlich spreche, gleite ich tiefer in Trance . ... eins ... zwei ... drei ...
Ich begebe mich vertrauensvoll in die ausgebreiteten Arme der Hypnose ... vier ... fünf ... sechs ...
ich fühle mich angenehm gehalten ... sieben ... acht ... neun ...
und komme mehr und mehr in Ruhe ... zehn ... elf ... zwölf ...

Ich bin ganz in mir ... meine Atmung fließt von allein ... mein Herz schlägt stabil und ruhig ... alles unabhängig von meinem Wollen ... mein Bauch kümmert sich um sich selbst ...
alle inneren Vorgänge laufen von allein ab ...

Ich weiß, es gibt ein äußeres Hier und Jetzt ... aber ich gehe immer mehr und mehr davon weg ... in mein inneres Hier und Jetzt ... in meinen inneren Garten ... einen Garten, den ich mir selbst gestalte ... mit vielen Blumen, die ich gerne mag ... Bäumen, die wunderbar Schatten spenden ... kleinen Pfaden durch weiches, grünes Gras ... Statuen, die mir besonders gefallen ... alles ist so schön ... ein Brunnen plätschert munter vor sich hin ...

Mitten auf einem herrlich grünen Rasen steht ... umrahmt von duftenden Blumen ... eine gemütliche Liege ... nur für mich ... sie hat ein kleines Sonnendach ... genau so, wie ich es liebe ... und ich wandere zu meiner Liege und denke mir im Stillen:
»Wie schön, mich da niederzulassen ...
und endlich alle viere von mir zu strecken und fünfe gerade sein lassen!«
Und genau das tue ich jetzt ...

Die Liege ist superbequem ... wirklich, wie für mich geschaffen ...
und ich fühle mich sofort sehr wohl ...

Blütenduft liegt in der Luft ... Vogelgezwitscher belebt ...
heiteres Plätschern des Wassers, das in das Brunnenbecken fließt ...

Die Silhouette der Berge zeichnet sich sanft gegen das Himmelsblau ab ...

Hier ist es leicht, ins süße Nichtstun zu sinken!
Nachgeben ... einfach sein ... und atmen ...
spüren, wie meine Brust sich hebt beim Einatmen ...
und zurücksinkt beim Ausatmen ...
Spüren, wie die Luft beim Einatmen kühler und trockener ist ...
beim Ausatmen wärmer und leicht angefeuchtet ...

Wie schön!
Tiefe Ruhe kommt in mich ... eine Ruhe, die ich als Erstes in den Augen verspüre ...
meine Augen erleben wohltuende Ruhe ... vollkommen entspannt ...
die Augeninnenwinkel ... die Augenaußenwinkel ...
die Augenlider, die das Auge bedecken ... vollkommen entspannt ...
die Augenbrauen in einem feinen Bogen, der das Auge einrahmt ... vollkommen entspannt ...

Meine Stirne wird vollkommen klar ... und in konzentrischen Kreisen, von meinen Augen ausgehend, breitet sich tiefe Entspannung aus ... von der Stirne ... über die Schläfen ... und die Wangen hin zur Mundpartie ... in die Kaumuskulatur ... tiefe, vollkommene Gelöstheit ...

Ich fühle mich so, wie wenn sich innerlich Schleusen öffneten ...
die Entspannung fließt frei in den Hals ... zu den Schultern hin ...
wo sich wiederum kleine Schleusen öffnen ...
Gelöstheit fließt in die Arme hinein ... Wärme entspannt die Oberarme ...
und die Entspannung fließt durch die offenen Schleusen in die Unterarme ...
in die Hände hinein ... warm ... schwer ... vollkommen entspannt und gelöst ...

Nach und nach öffnen sich alle Schleusen ... Entspannung fließt in den Brustraum ...
fließt warm und angenehm schwer ... entspannt und gelöst ... auch in den Bauchraum ...
fließt warm und angenehm schwer ... entspannt und gelöst ... tiefer hinab in den Körper ...
fließt warm und angenehm schwer ... entspannt und gelöst ... in die Oberschenkel ...
in die Unterschenkel ... in die Füße ... warm und angenehm schwer ... entspannt und gelöst ...

So schön ... so angenehm ... die Wärme der Sonne ... im Bauch ... Oberbauch ...
Unterbauch ... tief im Körper ... Ruhe ... Wärme ... Licht ... Erholung ...

Ich merke mit jedem Atemzug, wie ich mich besser fühle ...
sonnige Helligkeit ... wohliges Befinden ...
der Organismus erholt sich ganz und gar ...

mein gesundes, natürliches Urskript erwacht und übernimmt die Führung ...

Ich liege da ... entspannt ... zurückgelehnt ... zufriedenes Schmunzeln im Gesicht ...
Das Schmunzeln geht in ein Lächeln über ... das Lächeln sinkt in mein Innenleben ein ...
breitet sich aus ... besänftigend ... harmonisierend ... heiter und frei ...

Liebe fürs Herz

Ziel: Herzgesundheit

Liebe/r *(Name)* ... das ist eine Hypnose für Dich ...
aber vor allen Dingen für Dein Herz ... für Dein liebes Herz ...
für Dein geliebtes Herz ... Dein liebenswertes Herz ...
und für ein Herz, das Liebe braucht ...

Und jetzt lehn Dich einfach zurück ... Gut!
Atme durch ... atme auf ... und lass bei jedem Ausatmen mehr nach.
Die Augen geschlossen, innerlich zurückgelehnt, sinkst Du einfach wohlig tiefer ...
tiefer und tiefer ... ohne Ansprüche an Dich ... ohne Anstrengung für Dich:
in voller Erlaubnis nachgeben und bei Dir sein.

Und Du, die/der Du sonst so lebendig bist und spontan ... erfinderisch und verspielt ... und doch auch ernst sein kannst, professionell, diszipliniert und zuverlässig ... für Dich ist jetzt einfach alles da:
Raum, Zeit, Ruhe, Weite ... nimm Dir jetzt, so viel Du brauchst.

Atme ruhig und gelassen ... nach einer Zeit, die nicht einfach war für Dich, die neu war, die Du gemeistert hast, die aber immer noch nachwirkt in Dir ...
Und Dir ist deutlich geworden, dass es nicht nur um Deine Gesundheit allgemein geht ...
sondern um Dein Herz. Denn, Dein Herz gibt Dir eindeutige Signale ...
und lässt Dich wissen:
»Ich brauche etwas. Hör mir zu! Schenk mir Aufmerksamkeit, und sei bei mir!«

Und Du ... weil Du feinsinnig bist, musisch und sensibel ... hast Du aufgehorcht ... den Schmerz des Herzens wahrgenommen ... bist ihm nachgegangen ... hast Dich untersuchen lassen ... und ... der Befund ... lautet »gesund«. Und trotzdem, Du fühlst Dein Herz auf besondere Art und Weise.
Und so geh jetzt zu ihm hin ... gehst innerlich zu Deinem Herzen!

Zieh alle Aufmerksamkeit von der Außenwelt weg in Deinen Körper hinein ... ziehst alle Antennen ... die eben noch nach draußen gehorcht und empfangen haben, ein.

Du ziehst aber die Aufmerksamkeit auch aus Deinen Zehenspitzen, aus den Füßen ... durch die Fußgelenke und die Waden hoch, durch die Knie, durch die Oberschenkel ... durch die Hüften, durch den Bauch – hin zum Herzen.
Und durch die Fingerspitzen und Hände ... durch die Handgelenke und Unterarme ...
durch die Ellbogen ... Oberarme und Schultergelenke, den Brustraum – hin zum Herzen.
Und das, was sich in Deinem Kopf abspielt, zentriert sich jetzt rund ums Herz herum ...
Alle Gedanken ruhen ...

Und mit jedem Atemzug schenkst Du Deinem Herzen Aufmerksamkeit. So wird es innerlich weit beim Einatmen, und Dein Herz hat mehr Raum ...

Die Lunge schmiegt sich liebevoll an das Herz beim Ausatmen. Und das Herz an sie.
Weite geben ... und anschmiegen und wissen lassen: »Ich bin da.«
Weite und Raum geben – und anschmiegen: »Ich bin da.« Sehr gut. Sehr schön.
Und mit jedem Raumgeben und Anschmiegen lässt Du das Herz wissen, wie Du dankbar bist, dass es so unermüdlich seit Beginn Deines Lebens für Dich arbeitet und das schöne, rote Blut durch Deine Adern pumpt. Tags im Wachen und nachts im Schlafen.

So leg nun Deine Arme um Dein Herz. Und höre in Ruhe zu, was es Dir noch sagen mag, jetzt.
(Pause.)

Und Du aber sagst Deinem Herzen mit Deinen Worten:
»Mein liebes Herz, mein geliebtes Herz. Ich habe vielleicht manchmal nicht ganz so gut aufgepasst auf Dich. Und das tut mir leid. Entschuldige. Ich hab Dir manchmal wirklich was zugemutet. Auch in Herzensdingen. Aber ich lerne täglich dazu. Und, mein liebes Herz, ich bin Dir so unendlich dankbar, dass Du so treu für mich sorgst.
Und deshalb werde ich jetzt meine Liebe durch Dich hindurchströmen lassen, wie Licht und wie einen feinen Regen, wie zarten Windhauch und wie feines Streicheln einer Feder.«

Und Du entspannst Dich und fühlst Dich einfach nur noch wohl.

Wohltat für den schmerzenden Rücken

Ziel:

- Gelöstheit und Wärme
- Tiefenentspannung und Wohlgefühl
- Erleichterung der Atmung durch Geschmeidigkeit im Thorax
- Schmerzreduktion
- zunehmende natürliche Rückenstreckung und Aufrichtung
- Energie und Vitalität
- Vertrauen in die Belastbarkeit des Rückens
- Erkenntnis, dass der innere Kampf gegen den schmerzenden Rücken schadet, denn was er eigentlich braucht, ist liebevolle Zuwendung.

Möglichkeiten für die Gestaltung einer Selbsthypnose

Heilsame Visualisation

Hypnoseinduktion:

- Erfühlen des Körpers auf der Unterlage
- sukzessives Entspannen aller Körperteile oder Bodyscan
- Zählen von eins bis zehn
- sich im Rhythmus der Atmung sagen: »Ich lasse los, ich entspanne mich …«
- beidseitige Handlevitation erfolgen lassen, später Hände wieder ablegen.

Hypnosenutzung Part 1:

- ein schönes Becken mit Thermalwasser imaginieren
- in dieses Badebecken eintauchen und das herrliche Wasser verspüren
- nahe der Spitze des Kreuzbeines eine kleine Öffnung visualisieren
- im Rhythmus der Atmung durch diese Öffnung in Wellenbewegungen wohltemperiertes Thermalwasser ein- und wieder ausströmen lassen ... ein und aus ...
- das Thermalwasser im Rücken hochfließen lassen; es umspült die Wirbelkörper, Bandscheiben und Ligamente
- in der Folge lösen sich Verhärtungen aus dem Gewebe
- Schmerzen werden ausgewaschen
- der Rücken erlebt wohltuende Reinigung und Entlastung
- alles wird schmiegsamer, elastischer.

Hypnosenutzung Part 2:

- Der gesamte Körper wird im Thermalwasser von einer leichten Strömung sanft hin- und hergewiegt.
- Wieder strömt Thermalwasser über die Öffnung nahe der Spitze des Kreuzbeines ungehindert ein und aus ...
- Nach einer Weile flutet Thermalwasser von dort aus in die Muskelpartien.
- Die Schlacken und Verhärtungen in den Muskeln sind wie kleine Körnchen. Sie werden vom Wasser aufgelöst und dann abtransportiert.
- Von oben beginnend, entspannen sich zuerst Schulter- und Nackenmuskulatur, dann die gesamte Länge des Rückens, danach auch die Hüft- und Beinmuskulatur.
- Nur noch das Glucksen des Wassers ist zu hören.
- Und die sanfte Wärme mit dem leichten Fluten des Wassers zu spüren.
- Tiefe Entspannung.

Heilsamer Dialog

Induktion: Bodyscan

- an einen heilsamen Ort gehen
- sich innerlich dem Rücken bzw. den schmerzenden Gebieten zuwenden
- Dankbarkeit gegenüber dem Körper ausdrücken
- innerlich sprechen: »Danke, lieber Rücken/liebe Wirbelsäule, dass Du für

mich über all die Jahre so viel getragen hast. Ich weiß, es war schwer. Bitte entschuldige, dass ich nicht besser auf Dich aufgepasst habe. Bitte erhole Dich! Und wenn Du mich jetzt etwas wissen lassen willst, bitte tu das! Ich bin ganz offen und höre Dir zu.«

- Wenn an dieser Stelle zum Beispiel vor dem inneren Auge das Bild einer Mülldeponie auftaucht, weiß man: »Der Rücken ist so richtig meine Abfallhalde, auf ihm lade ich alles ab, jeden Stress, jeden Ärger.« Hier geht es in den nächsten Selbsthypnosen darum, diese Müllhalde aufzuräumen und Stück für Stück daran zu arbeiten, dass aus der »Rückenlandschaft« ein schöner Park oder Garten wird.

Posthypnotische Suggestion:

- Die in der Hypnose eingetretene Verbesserung kann bleiben.
- Der Rücken behält das gute Gefühl.

Romantische Heilimagination

Hypnoseeinleitung:

Und während ich von eins bis sieben zähle, breitet sich immer mehr wohltuende Ruhe aus …
bei jedem Ausatmen immer mehr …

1. … ich bin in einem schönen Park …
2. … hier sind hohe Bäume … bunte Büsche … gesundes Grün …
3. … Brunnen plätschern … Vögel zwitschern …
4. … Kies knirscht unter den Schritten …
5. … lauer Wind fächelt an meine Wangen …
6. … angenehme Temperatur hüllt mich ein …
7. … und ich sinke tiefer und tiefer … in Ruhe … in Wohlbefinden …
8. … und atme Duft von Rosen …

Suggestionen für Dissoziation:

Vor mir ein Badebecken … verziert mit Mosaiksteinen … sie schimmern durchs Wasser … und mit einem Fuß prüfe ich das Wasser … meine Zehen fühlen das warme, herrlich weiche Wasser … Heilwasser für meinen Körper … alles nur für mich … und nach ein paar ruhigen Atemzügen lasse ich mich einfach in das herrliche Wasser sinken ... es trägt mich wie auf Wolken ...

Suggestionen für Heilung:

Und ich lasse mich tragen ... ich lasse mich treiben ... ich vertraue mich dem Heilwasser an ...
Das Wasser sprudelt tief in alle Zellen ... klärend und reinigend ...
Erholung pur ... direkt aus der Natur ... in diesem wunderbaren Heilbad ... in diesem herrlichen Garten ... wird alles für meinen Körper getan ...
Ich schließe auch innerlich die Augen und floate einfach dahin ... genüssliches Sein in der Mitte von nirgendwo ...« *(Lange Pause.)* ...

Ausleitung der Selbsthypnose:

Ich sehe glitzerndes, gelb-gold-oranges Licht vor meinem inneren Auge. Es schüttet sich erst über den Rumpf, dann über den ganzen Körper aus. Es ist ein sehr lebendiges, neugieriges und kitzeliges Licht, das bis in die kleinsten Winkel strahlt. Das lasse ich so lange wirken lassen, bis ich sicher bin, dass es nirgendwo mehr dunkle, tote Ecken im Rücken gibt und sich alle Strukturen ganz wach und wohlig anfühlen. Danach strecke ich mich und öffne die Augen. Ich fühle Kraft und Lebendigkeit in meinem Rücken.

Mögliche direktive Suggestionen für alle drei Möglichkeiten

- Der gesamte Rücken ist warm und gut durchblutet.
- Kleine innere Massagehände kneten angenehm meine Muskeln.
- Die Muskeln entspannen sich.
- Druck löst sich auf, alles hat genügend Raum.
- Die Bandscheiben atmen auf, polstern sich auf und rutschen wie selbstverständlich an ihren angestammten Platz.
- Die Nerven beruhigen sich.
- Entzündung klingt ab.
- Schmerz schwindet.
- Die Wirbelsäule erholt sich und wird wieder tragfähig.

- Wohlgefühl stellt sich ein.
- Das Körpergedächtnis erinnert sich an aufrechte Position.
- Ein gesunder Tonus hält auf gesunde Art und Weise den Körper schön aufrecht.
- Das Gehirn übernimmt diese Korrektur als gesund und normal.
- Dieser Vorgang spielt sich deutlich vor meinem inneren Auge ab.
- Die guten Bilder und das schöne Gefühl werden gespeichert.
- In jeder Selbsthypnose wird dieser heilsame Vorgang von allein wieder lebendig.
- Das Vertrauen in meinen Körper und seine Leistungsfähigkeit vertieft sich bei jeder Selbsthypnose immer noch mehr.

Aufrecht wie eine Zypresse

Ziel: Energie, Aufrichtung, Vitalität
Position: möglichst aufrecht sitzen oder auch stehen

Ich sitze aufrecht da ... schließe meine Augen ...
und atme ruhig und regelmäßig ... so komme ich zur Ruhe ...

Gleichgültig, was eben noch wichtig war ...
mein Körper entspannt sich bei jedem Ausatmen mehr und mehr ...
Mein Atem bläst alles Belastende hinaus ... er trägt es mit dem Wind davon ...
Und ich bemerke, wie mein Körper beginnt nachzulassen ...

Bald breitet sich vor mir ein wunderbarer grüner Rasen aus ...
wie ein Teppich ... gepflegt, flauschig ...
wundervoll weich ... in sattem Grün ...
von der Sonne beschienen ... vom Wind gestreichelt ...

Das frisch gemähte Gras duftet ...
Libellen stehen wie kleine Hubschrauber in der Luft ...
Schmetterlinge flattern von Blüte zu Blüte ...

Alles ist so schön und einladend ... heiter und leicht ... es fühlt sich nach Sommer an ...

Meine Füße tragen mich wie von selbst auf diese Wiese ...
Ich ziehe die Schuhe aus ... und fühle den federnden Boden unter den nackten Sohlen ...

Das weiche Gras ... das sanfte Kitzeln der zarten Grashalme gefallen mir ...

Nun steh ich mittendrin!
Rundum Grün!
In der Nase frisch geschnittenes Gras ... Blütenduft ... Sommergeruch ...
Auf der Zunge köstliche Frische ... Sonnenaroma ...
Im Ohr die munteren Laute der Natur ...
das Gluckern eines kleinen Baches am Wiesenrand ...
das Summen der Insekten um bunte Blumen herum ...
das Rufen des Kuckucks in der Ferne ...
meine Seele fühlt sich heiter und gelöst ...

Ganz von allein strecken sich meine Arme nach oben, recken sich der Sonne entgegen.

Meine Hände öffnen sich den Strahlen der Sonne ...
und spüren die wohltuende Wärme ...

Goldfarben fluten die Strahlen der Sonne in meine Handflächen hinein ...
durchrieseln meine Unterarme, Oberarme, Schultern ...
fließen wärmend in meinen Brustkorb ...

Von dort strömen die Sonnenstrahlen in den Bauch ...
ergießen sich ... ins Becken ...

fließen dann weiter durch die Oberschenkel ...
dann durch die Kniekehlen hindurch in die Unterschenkel ...
bis hinunter in die Füße ...

Vorerst noch fließen die Strahlen nach unten aus den Fußsohlen hinaus ...
in den Boden hinein, nehmen alles mit, was zu entsorgen ist ...
und reinigen so mein Gewebe ...

Dabei atme ich frei und leicht ... und bemerke, wie sich mein Körper allmählich mit Licht anfüllt.

Von oben fließen die Strahlen der Sonne mit ihrem goldenen Licht herein ...
von unten steigt der Pegel der goldfarbenen Kraft stetig an ...
warm ... behaglich ... und heilsam ...

Ich genieße in vollen Zügen ...

dass mein Körper sich anfüllt wie ein Gefäß,
bis er vollkommen angereichert ist ... voll mit Energie ...

Ich spüre deutlich, wie mein Körper sich dadurch strafft und aufrichtet ...
Er kommt in Balance ... und ich ins Lot ...

Aufrecht stehe ich da, wie eine Zypresse ... sonnendurchflutet ...

Der Himmel umhüllt mich schützend mit seiner lichtblauen Tunika ...

Der grüne Rasenteppich erdet mich ...

Im Gold der Sonne, im Blau des Himmels und Grün der Wiese ...
steh ich kraftvoll da ... mit stabilem Stand ... meinen Blick nach vorne gerichtet ...

Und so kann ich mich selbst vor mir stehen sehen:
Aufrecht ... in meiner Mitte ... stabil ... geerdet!

In Zukunft, nur mit dem Gedanken an die Zypresse, werde ich mich aufrichten ...
Aufrecht dastehen wie ein Ausrufezeichen!
Aufrecht wie eine Zypresse ...

9. Hypnotisch erotisch

Selbsthypnose mit sinnvoll-sinnlichen posthypnotischen Suggestionen ist die schönste und einfachste Form der Einflussnahme für die Entwicklung in Richtung Ziel: natürlich, frei, spontan. Erotisch aufgeladen, leiten die Hypnosen sensibel und heilsam in genussvolle Fantasien, sexuelle Lust und sinnliche Kraft, für ein schönes, freies Ausleben der Sexualität. Denn wann sind wir natürlicher, entspannter, freier, spontaner, kreativer und lustvoller als in einer guten Trance?

Focus on pleasure, not on performance – Vergnügen statt Leistung

Ziel: männliche Potenz

Ich schließe die Augen ... und spüre noch mal nach, ob ich gut liege, alles in Ordnung ist und ich mich wohlfühle. Die Hypnose wird nur wenige Minuten dauern ... aber wie ein voller Urlaubstag sein ... und überraschende Wirkung zeigen ...

Ich brauche dabei nichts zu tun, nichts zu verstehen, nicht zu reagieren ...
Ich kann ganz angenehm daliegen und vor mich hindösen ...
und sogar ins Träumen kommen ...

Mein Unbewusstes weiß, worum es geht, und steht für mein Ziel schon in den Startlöchern ... und so wird gelöst, was gelöst werden soll ... belebt, was leben soll ... gekräftigt ... mit selbstverständlicher Ausdauer ...

In der Hypnose ist alles erlaubt und alles richtig ... und während ich mit der Aufmerksamkeit immer mehr zu mir hinwandere und meine Atmung fühle ... wie die Luft durch die Nase hereinfließt ... und wieder hinaus ... regelmäßig ... zuverlässig ... natürlich ... zuverlässig ... wie alle organischen Vorgänge ... werde ich gleich überrascht sein, wie leicht ich in Trance gleite ... mit einem Ziel, das ich am leichtesten in einem guten Trancezustand erreiche ... mit einem Wunsch, der sich durch unbewusste Vorgänge erfüllt ... und in diesem schönen Befinden erlaube ich mir Freiheiten ... lasse meine Fantasie spielen ... segele dahin ...

Ich liebe Sonne, Wind und Wasser ... ich mache mal blau ... an einem herrlichen Tag am Wasser ... leichte Brise ... Segelwetter ...

Und, während ich hier liege und ruhig und tief vor mich hin atme … überrascht es mich nicht, wie ich gerade unbändige Lust bekomme, meinen Körper zu spüren … Sonne, Wind und Wasser … und … ich erkenne mein Boot an der Anlegestelle … schön, stattlich, sinnlich wohlgeformt … noch liegt es in Ruhe vor Anker, wartend … und ich bin mehr und mehr da, wo es mir wirklich gefällt … bei meinem Boot …

So steige ich ein … werde eins mit meinem Boot …
Ich rieche das Wasser … höre das Platschen des Wassers gegen den Rumpf …
Meine Augen gleiten über die Wasserfläche … ein herrliches Windchen … die richtige Brise für einen Segeltörn …

Ich hisse die Segel … sie straffen sich in voller Größe … ich lichte den Anker …
es geht wie am Schnürchen … automatisch … gedankenfrei … die Segel optimal im Wind … natürlich vorangetrieben durch den richtigen Winddruck auf das Segel …
und herrliche Luftströmung um das Segel … alles perfekt … ich segle ab …

Ich fühle den Wind lustvoll in meinen Haaren wühlen …
kraftvolle Energie überträgt sich auf mich … getragen werden … bewegt werden … durch physische Kraft … Wind … Wasser … Wiegen … Schweben …
mein Körper genießt in vollen Zügen … der Wind bläst … und bläst unter meine Hand …
meine Hand beginnt in der Luft zu schweben … vom Wind getragen …
leicht wie ein Vogel … höher und höher … im Wind gewiegt …
steigt einfach und leicht … steigt höher und höher …

Mein Schiff fährt von selbst … und lässt mich lustvoll erleben … genießen …

Der Horizont öffnet sich immer weiter vor mir …
wie angenehm, wenn etwas ganz von allein geschieht …
mein Körper liebt das … und er fühlt sich gerade so richtig wohl …
Von Wind und Wasser getragen … von Wind und Wasser gewiegt …
leichter und leichter … höher und höher bewegt … vollkommen von selbst …

Ich bin eins mit meinem Schiff … mit geblähten Segeln … Geknatter …
Geruch von Wasser … Kraft des Windes … zuverlässige physische Kraft …

der Körper eins mit mir ... und ich mit ihm ... zusammen fühlen wir uns doppelt gut ...
Hervorragend!

Ich gleite auf dem Wasser dahin ... ruhig ... gelassen ... gelöst ... sehr schön ...
in entspanntem Körper ... in angenehmer Erregung ... in schönem Gefühl ...
lustvoll und sinnlich ...

Auch die andere Hand kann leichter werden und sich leicht abheben ...
und der Körper erinnert sich ... an sehr gute, schöne, erotische Erlebnisse ...
stabile Gefühle ...

Und während ich mit dem Wind dahingleite ... bewegt vom Strömen des Wassers ...
getragen vom Wehen des Windes ... erwacht das Urskript des Mannes in mir ...

Und ich, ganz Mann ... entspannt und gestrafft zugleich ...
genieße nur noch, wie sich alles von selbst abspielt ...
meine Aufmerksamkeit nur auf Lust gerichtet ...
abenteuerlich ... aufregend aufgerichtet ... natürlich ...
ich schwebe dahin ... eins mit mir!

Und während die Hände sich ganz von allein näher und näher kommen ...
wie magnetisch angezogen ... wächst sicheres Vertrauen ... näher und näher ...
um zusammenzufügen, was mich als Mann stark ... und sicher macht ...
voll im Saft ... voll in der Lust ... voll aufgerichtet!

Herrlich, die Küste, an der ich hautnah entlanggleite ... sanfte Hügel ...
besonnte Hochebenen ... schattige Täler ...
samtige Almen ... liebliche Auen ...
verwunschene Wege ... wilde Schluchten ...
versteckte Plätzchen im hohen Gras ... tolle Skihänge, richtig für ausgelassenes Abfahren ...

Der Wind genau der richtige ... das Wasser herrlich ... es glitzert im Sonnenlicht ...
und ich wie in Trance ... Schauer rinnen den Körper hinab ...

Geruch von Haut in der Nase ... Parfum ... Schweiß ...
Gefühl von Haut an Haut ...
aufregend ... warm, wohlig, vertraut ...
Ich gleite dahin ... leicht und frei ... stark und kräftig ...
spontan, anhaltend und ausdauernd ... vollkommen von selbst ... wie in Trance ...

Und während ich noch etwas in diesem schönen Erleben verweile, gehen wichtige Veränderungen vor sich ...

Bald werde ich frisch und fit wieder hierher zurückkommen ...
Mein Körper erholt und vital ...
Mein Geist wach und klar ...
Mein Gefühl heiter und frei ... und ab jetzt ... nutze ich immer Trance dabei ...

Maiglöckchen

Ziel: sexuelle Gefühle stimulieren

Wer weiß, was in meinem Körper schon Spannendes vor sich geht ... jetzt ... wo er fühlt, dass er Hilfe bekommt ... in genussvoller Hypnose ... Hilfe zu erblühen ... denn wenn ich die Augen geschlossen habe ... und mich nun bequem zurücklehne ... und mir zuhöre, kann ich auf besondere Art und Weise ... interessante Dinge erleben:
... großes Behagen ... schöne, positive Erinnerungen ... gute Gefühle ... neue Sichtweisen ... und erstaunliche Erfahrungen ...

Die Sonne scheint ... in der inneren Welt liegt Frühling in der Luft ...
es braucht nicht mehr viel, dann kommen die ersten grünen Blättchen hervor ...

Und ich? Ich bin zurückgelehnt ... gespannt-entspannt ... erwartungsvoll ... für ein wichtiges Thema im Leben:
Sexualität ... Erotik ... Libido ... Freude und Spiel ... Lust in der Liebe ... beleben, was im Geheimen schon lebendig ist ... sei es im Nachttraum ... im Tagtraum ... im Wunschtraum ...

Und ... mein Körper kann von Natur aus gesund und freudig reagieren ... die Seele kann lustvoll mitspielen ... das Herz kraftvoll klopfen ... alles normal gebahnt ... alles da. Wohl aus einem wichtigen inneren Grund habe ich diese natürliche Gefühlsreaktionen schlafen gelegt. Wichtig nun, dass alles erwacht.

Mein Körper erinnert sich an den letzten schönen Trancezustand ... vielleicht da im feinen, weißen Sand ... am klaren, blauen Meer ... er findet dieses schöne Befinden wieder ...

Trance ... ein wunderbarer Zustand ... um Dinge geschehen zu lassen, die nur von allein geschehen ... frei laufen zu lassen, was nur von allein läuft ...
Nichts muss ... alles kann! Einfach hingeben ...

Mein Körper gleitet in diese schöne Trance ... so einfach ... so leicht, wie die Feder schwebt, die ein Vogel in hohem Flug verliert ...
Die Feder segelt ... eine Weile noch ... in gleichbleibender Höhe dahin ... gleitet dann tiefer ... sinkt schwebend ... trudelt ein bisschen im Winde ... um dann tiefer und tiefer zu sinken ... frei ... gleichmütig ... gemächlich ... alles Äußere unwichtig ... unwichtig, ob Sonnenschein ... ob Regenplätschern ...

Mein Körper gleitet wie eine Feder ... in schwingender Bewegung ... tiefer und tiefer ...
und ich mit ihm ...

Und während ich von eins bis sieben zähle ... fühle ich mich immer wohler ...
1. ... ich verspüre Leichtigkeit ... für ein Thema, das Leichtigkeit liebt ...
2. ... mein Unbewusstes freut sich schon ... und setzt sich nun in Gang ...
3. ... eine Hand wird sich gleich leichter anfühlen als die andere ... und ich weiß, dass jetzt unbewusste Arbeit beginnt ... leichter und leichter ... während ich hier ruhe ...
4. ... und vielleicht gleichermaßen ... in den Frühling hinausschwebe ... wo schon Blumen blühen ... sie verkünden eine wunderbare Zeit ... erfüllen die Luft mit ihrem Duft ... und dem romantischen Klang des Frühlings ...
5. ... Klang der Maiglöckchen ... und was geschlafen hat ...
6. ... erwacht wieder ... die Vögel wärmen sich im Sonnenbad ... zwitschern ...
7. ... und ich, ich fühle mich einfach nur noch wohl ...

Luftballons schweben umher ... bunte ... wunderschöne Luftballons ... sie schimmern in frischen Farben ... tanzen in der Luft ...

... und zwei, drei schweben immer näher heran ... kommen ganz dicht zu mir ... die Sonne spiegelt sich in ihnen ... sie lassen fröhliche Bänder herunter ... die Bänder binden sich um mein Handgelenk ... und die Ballons steigen luftig auf ... und nehmen ganz leicht und sacht die Hand mit ...

Mit jedem Einatmen wird die Hand leichter ... und leichter ... und leichter ... und leichter ... und die Hand beginnt, sich abzuheben ... schwebt ein wenig ... allein mit den Luftballons ... die Hand steigt höher und höher ... während ich tiefer und tiefer in Trance sinke ... in tiefe Erholung ... in Wärme ... in Wohlgefühl ...
Schön! Einfach schön!

Meine Hand zeigt mir, wie man schwebt ... loslässt ... die Hand fühlt sich vollkommen sicher ... leicht und frei ... sie ruht in der Luft ... fühlt sich sicher gehalten ... ein Lufthauch reicht ihr, um sich beim Schweben völlig sicher zu fühlen ... frei und leicht ... So schön ...!

Ich genieße ... lächle ... die Stirne glatt ... der Blick ruhig nach innen gelenkt ... die Atmung fließend ... der Körper entspannt ... und ich mit ihm ... leicht und frei ...

Ich sinke tiefer in Trance ... für meinen Wunschtraum:
lieben ... verspielt sein ... kraftvoll genießen ... befreiter Sex ...

Und ebenso fühlt sich die andere Hand leicht an ... wird leichter und leichter ... schwebt ... und ich weiß, das ist ein sicheres Zeichen für Veränderung in der Tiefe ... freilegen ... einspielen ... in Szene setzen ... beleben ...
Je höher die Hände schweben, desto deutlicher taucht aus heiterem Himmel eine sehr erotische Liebesszene in mir auf ... lustvoll und frei ... erlebt im Film ... im Leben ... oder im Traum ... lebendig ... intensiv ... voll schmelzender Leidenschaft ... unbeschwerter Verspieltheit ... gesunder Natürlichkeit ... frecher Wildheit ... frischer Dynamik ...

Und während der nächsten sieben Atemzüge ... ... steigt das Erlebnis aus dem Unbewussten in mein Bewusstsein auf ... wie eine Luftblase ... die im Wasser fröhlich nach oben blubbert ... erst vage ... dann deutlicher ...

Bald plastisch ... klar ...

Ich sehe ... fühle ... steige ein ... steige ein in die Szene wie in ein Raumschiff ... spiele mit ... bin mittendrin ... aktiv dabei ... der ganze Körper vibriert ... Erregung fließt rauf und runter ... gesund ... schön ... vital ... Freude am Sein ...

Der Frühling ist da ... der Sommer ganz nah ...

Maiglöckchen verströmen genussvoll ihren üppigen Duft ...
Veilchen recken lustvoll sich aus dem grünen Gras ...

Wie magnetisch angezogen nähern sich die Hände ... ganz von selbst ... Erlebnisse mit guten, starken Gefühlen fügen sich zusammen ... verbinden sich ... frischen sich auf ... beleben den Körper ...

Hormone kommen in Schwung ... Körpersäfte ins Fließen ... endlich! ... lebensbejahende Lust wacht in mir auf ...

Die Hände kommen sich näher und näher ... mein Unbewusstes lenkt sie ... sie werden sich irgendwann auf besondere Art und Weise berühren ... vielleicht zuerst nur die Fingerspitzen tranceartig ... sachte ... zärtlich ... tief im Inneren bewegt es sich ... heilsam ... lösend ... und so, wie durch Zauber ... wohl über Nacht ... ist sie da ... die Lust ... diese natürliche, spannende, hochspannende, wunderbare Lust ... die ich kenne ... und lebe und genießen will ...

Und immer wieder gleite ich in Trance ... überrasche den anderen ... aber vor allem mich selbst ...

Mein Gesicht spiegelt gute Stimmung wider ... verheißungsvoll, heiter, fraulich ...
Meine Stimme lädt ein zum Spiel ... melodiös, samtig, erotisch ...
Mein Körper gerät ins Schwingen ... elastisch ... offen ... dynamisch ...

Diese lustvolle sexuelle Person erblüht ... erblüht in mir ... freudig und natürlich ... wach ... hellwach ... sie zwinkert mir zu ...

Und ich?
Spüre ich einen ersten Kitzel?
Mal nachfühlen!
Handfläche? ... Kniekehle ... in der Taille ... im Nacken ...?
Das ist sie ... meine Lust!
Und ich bin die Erste, die sie verführt ...

Die Hände werden sich bald langsam, langsam, sehr entspannt auf meinem Körper ablegen ...

Ich ruhe, wie nach erlebten Wonnen ... die Hypnose schön tief ...

Irgendwann komme ich über sieben Schritte wieder ins Hier und Jetzt zurück ...
wach, klar, frisch, froh und munter ... erfüllt mit Freude an meiner Lebendigkeit ...

Mein Lustparadies

Ziel: Lust entdecken wie im Traum

Ich liege gemütlich ... bequem zurückgelehnt da ... ganz jetzt ... ganz hier ... neugierig ... gelassen ... aufmerksam ...

Mein Körper ruht ... und ich sinke gemächlich ... mit jedem tiefen Atemzug ... mehr in Hypnose ... ein schöner, besonderer Bewusstseinszustand, den ich ja nun schon kenne ...
Wirklich angenehm!

Und mag sein, die rechte Hand fühlt sich warm und schwer an ... und die linke Hand luftig und leicht ... aber vielleicht ist auch die linke Hand warm und schwer ... und die rechte Hand luftig und leicht ... vielleicht sind aber auch beide Hände luftig und leicht ... und warm und schwer zugleich?
Alles ist recht ... alles ist richtig ... alles kann, nichts muss ... einfach herrlich!

Und während ich von eins bis sieben zähle, wird meine Trance von allein so tief, wie es genau stimmig ist für mich ...

1. ... sinken ...
2. ... angenehm ...
3. ... ganz dabei ...
4. ... ganz hier ...
5. ... mit einem Ziel ...
6. ... und das heißt: Wohlgefühl ...

... ... 7!

Und allein durch die Ruhe meiner Atemzüge ... und die Vorfreude auf das Neue ... gelange ich an meinen schönen Ort ... in meine romantische Meeresbucht ... bei Sonnenuntergang ...

Ich sitze am Wasser ...
Meine Zehen graben verspielt im Sand ...
Meine Haut freut sich am Streicheln des lauen Abendwindes ...
Meine Lungen inhalieren tief die belebende Meeresluft ...

Verträumt ... betrachte ich das Abendrot ... ein heiteres Abendrot, das den Himmel in satte Farben taucht ... und auch mich in warme Töne hüllt ...

Goldwarm sinkt der Sonnenball ... sinkt und sinkt ... wird dabei immer größer ... ein Schauspiel ... nur für mich ...

Goldfarben ergießt sich ein glitzernder Teppich aus Licht übers Meer ... einladend ... verlockt mich zum Träumen ... zum Schweben ... und Tanzen mit quirligen Sonnenreflexen ...

Und unbemerkt und leise machen sich meine Gedanken auf die Reise ... sie wollen mehr erleben ... Neues erfahren ... sie schwingen sich auf ... jagen ausgelassen den Küstenvögeln nach ... und fliegen vergnügt mit ihnen die Küstenlinie entlang ... weiter Richtung Westen ... um das Abendrot noch lange zu genießen ... und mich für meine Erlebnisse vollkommen in Ruhe zu lassen ... auch weil ihnen das Fliegen so viel mehr gefällt ... die Leichtigkeit ... das Abenteuer ... die Weite ...

Hoch oben in den Lüften vergnügen sich meine Gedanken ... drehen mit den Küstenvögeln ihre Pirouetten ... begeistert vom Gefühl des Fliegens ... beflügelt von der Weite ... berauscht vom Getragensein im lauen Abendwind ...

Ich aber verbleibe in angenehmem Sein ... genieße den Moment ganz intensiv ...

Das Farbenspiel am Himmel ist traumhaft schön ... auch das auf dem Wasser ...

Würzige Meeresluft in meiner Nase ...
... sanfter Wind auf meiner Haut ...
... plätschernde Wellen im Gemüt ...
... schmeichelnder Lufthauch in der Ohrmuschel ...

... flüsternder Wind im Gehör ...
... körniger Sand an meinen nackten Füßen ... Sandgeriesel zwischen Fingern ...

Wohliges Nachlassen ... herrliche Gelöstheit ... süße, leichte Schwere ... laufen mit jedem Atemzug wie eine Welle durch meinen Körper ...
So bahnen sich – völlig unbemerkt – kleine Gefühlsperlen ihren Weg ... sicher ausgelöst vom Spielen meiner Zehen im körnigen Sand ...

Die kleinen Gefühlsperlen kullern von den Zehen zu meiner Ferse ... von dort bis zur Kniekehle ... bitzeln von hier meine Schenkel herauf ... und weiter aufwärts zur Hüfte ... kugeln durch die Taille ... rollen dann den Rücken hoch ... klettern heimlich im Nacken bergauf ... um dann ... frohgemut und keck ... direkt in meinen Kopf zu purzeln ... ins Gehirn ... mitten ins »Lustparadies« in meinem Kopf ...

Auch von den Fingerspitzen rollen die kleinen Gefühlsperlen in die Handflächen ... kugeln von dort durch die Unterarme in die Armbeuge ... kullern weiter zur Achsel und die Schulter entlang ... steigen mutig den Nacken aufwärts ... verirren sich kurz im Spiel der Haare ... finden aber ihren Weg dann ungehindert in den Kopf ... wo sie ... wie von einem Trampolin ... lustvoll ins Gehirn hopsen ... und da zielstrebig ins »Lustparadies« in meinem Kopf ...

Dieses »Lustparadies« ist ganz fantastisch ausgestattet ...
Sinnenfrohe Farben:
samtigrote Himbeere, frischgrüne Limette, tintenblaue Heidelbeere, sonnenorangene Persimone, flirrendes Gold der Sonnenstrahlen auf dem Meer ... Kleckse vom frechen Rot der Mohnblume ... alles eingebettet in schwarze Spitze ...

Betörender Duft:
Jasmin und Rose ... Kamelie und Blume der Nacht ... ein Hauch von Zimt und Nelke ... eine Ahnung von Meeresalge und Moschus ...

Verzaubernde Stoffe wie aus »Tausendundeine Nacht«:
verschleiernde Seide ... betörende Spitze ... kühlender Batist ... aufreizende Strümpfe ...
Accessoires nach Lust und Laune: ... Parfum ... Puder ... Perlen ...

Und mein Unbewusstes ... sorgfältig ... mit zarter Hand ... räumt in der Tiefe völlig selbstständig die Wege frei ... bereinigt die Bahnen ...

... zu den Armbeugen ... bis in meine Fingerspitzen ...
... in die Kniekehlen ... bis in meine Zehenspitzen ...
... legt den Weg fröhlich frei zu den Ohrmuscheln ... in den Nacken ... in die Achselhöhlen ...
... in die Leisten ... zur Hüfte ... zu Schenkel und Bauch und Rücken ...
... dann mit Lust in meine Brust ...
... erst jetzt zum Po ... und ...
... viel, viel später ... genau dahin ... ...

Das Unbewusste läuft diese inneren Bahnen entlang ... in Gestalt einer Nymphe ... oder vielleicht eines Satyrs ... schmetterlingsgleich ... und bahnt eindeutige, schöne Impulse, die sich einfach ganz wundervoll anfühlen ...

So funken vom »Lustparadies« in meinem Kopf gesunde, natürliche Impulse vollkommen harmonisch, erotisch in den Körper hinein ... in meinen Körper mit seinen wundervollen Gefilden: Bergen und Tälern ... Hochplateaus und Schluchten ... Seen und Wäldern ... anmutigen Auen ... heimlichen Plätzchen im Schilf ...

Empfindung von Süße ... zarte Lust ... gesunde Leidenschaft ... feine Erotik ... umwerfende Wildheit ... mal intensiv ... mal ruhig ... jedes Mal anders ... immer stimmig ...

Die Gefühlsperlen fühlen sich sicher aufgehoben im »Lustparadies«... Sie werden dort arrangiert und wohlbehütet gebettet ... im Archiv der Sehnsüchte und Träume ... der geheimen Wünsche und Vorstellungen ... der Ideen ... und farbigen Fantasie ...
... jederzeit abrufbar für Lust ... und Laune ... Freude ... und Spiel ... am richtigen Ort ... zur richtigen Zeit ... im richtigen Zusammensein ...

Zwischen meinem Körper und dem »Lustparadies« in meinem Kopf ... lassen sinnliche Bilder schöne Gefühle kommen ...

Und mein Körper kostet das alles lustvoll aus ... gedankenfrei ... und nimmt sich das, was er mag und was ihm guttut ...:
mal zärtlich, liebevoll schmelzend ... mal wild, impulsiv und kraftvoll ... mal ein bisschen verschlafen ... wie im Traum ...

Und meine Gedanken? Sie fliegen mit den Vögeln entlang der Küstenlinie ... amüsieren sich durch die Nacht ... und kehren erst am Morgen zurück ... aufgetankt ... und reich an Abenteuern ... Bildern und Gefühlen ...

Ich genieße noch lange ...
... und erst, wenn die Gedanken zurückkehren, zähle ich von sieben bis eins zurück und beende die Hypnose ... wohlgemut ... Gefühle perlen durch meinen Körper ...

Träumerei am Kamin

Ziel: Lust und Libido anfeuern

Während ich mich gemütlich zurücklehne ... und meiner Stimme lausche ... beginne ich, leicht zu schmunzeln ... weil ich mich freue ... freue auf meine Hypnose ... die besondere Hypnose heute ... die mir Freiheit schenkt ... Empfindungen bahnt ... und Gefühle eröffnet ...
Ich atme ruhig ... ein tiefer Atemzug ... schön ... und schon bin ich auf dem Weg ...

Ich spüre in meine Hände hinein ... sie liegen ruhig und entspannt da ... warm durchblutet ... gelöst und wohlig ...
... und von meinen Händen ... ruhig und entspannt ... warm durchblutet ... gelöst ... und wohlig ... fließt ein angenehmes Gefühl herauf ... durch die Armbeuge ... in die Schultern ... von meinen Schultern aus in den Brustraum ... warm durchblutet ... gelöst und wohlig ...

Ebenso meine Füße ... sie fühlen sich warm durchblutet an ... gelöst ... und kuschelig ...
Und von den Füßen fließt dieses angenehme Gefühl herauf über meine Knie ... zu den Hüftgelenken ... und ergießt sich dann von meinen Hüften aus in den Bauchraum ... warm durchblutet ... gelöst ... und kuschelig ... Atemzug um Atemzug ...

Tiefer und tiefer in Trance entspannen sich meine Schultern, Hals und Nacken ... warm ... und wohlig gelöst ... mein Kopf ist weit und frei für neue Bilder ... neue Filme ... neue Träume ... Raum wird frei für neue Bilder ... Träume ... Gefühle ... Erlebnisse ...

So mag ich gerade gerne an einem romantischen Ort sein ... an einem sonnigen, warmen Herbsttag ... am Ufer eines Sees ... in einem heimeligen Holzhaus ... Sonne strahlt herein ... die Luft glitzert ... sie duftet nach reifen Äpfeln ...

Von der Terrasse des Holzhauses ... habe ich einen bezaubernden Ausblick:
Der See ... geformt wie ein Herz ... liegt eingerahmt von Bergen ...
Die Berghänge sind dicht bewaldet ... und wirken wie von seidigem Fell bezogen ...
Das Wasser ist glasklar ... der Grund des Sees schimmert zart ... und ...
... am Ende des Sees öffnet sich das Tal in eine liebliche Auenlandschaft ...

Ich genieße eine Zeit lang die schöne Aussicht ... die behagliche Atmosphäre meines Holzhauses ... und lasse die gute Stimmung auf mich wirken ...

Irgendwann aber ziehe ich neugierig los ... ich wandere auf dem Uferweg ... die Kiesel knirschen unter meinen Tritten ... der Geruch des Sees liegt in der Nase ... das Auge gleitet über die spiegelnde Wasserfläche ...
Wie schön, sich frei zu bewegen ...

Ich wandere durch unberührte Landschaft ... vorbei an einem Bauernhof ... eine Fülle reifer Äpfel mit roten Backen am Baum ... Hühner gackern ... eine Katze sonnt sich schnurrend auf dem sorgfältig gestapelten Holz ...

Ich wandere weiter ... und weiter ... und erreiche nach einer Weile die Stadt ... die Stadt am Delta eines Flusses ... mit dem Hafen und seinem bunten Treiben ... dem Tuten der Schiffe ... dem Schreien der Seevögel, die den Schiffen folgen ...

Ich schlendere die Promenade entlang ... über belebte Plätze ... und durch verwunschene Gässchen ...

Eine schöne und lebendige Stadt, die alles bietet ... Museen und Bibliotheken ... Cafés und süße Boutiquen ... und ich finde ein besonderes Geschäft: »For Ladies Only« ...
Eine kleine Boutique ... für Frauen wie mich ... Frauen, die sich gerne hübsch kleiden ... gut riechen ... Gefallen daran finden, sich zu schminken ... und sich gerne sexy zurechtmachen.

Mutig trete ich ein ... stöbere rum ... probiere aus ... nur so zum Spiel ... schwarze Spitzenstrümpfe ... High Heels ... alles, was meine kleinen Makel überspielt und den Körper ziert ... die Schönheit betont ... und meine Rundungen zur Geltung bringt ...

Natürlich ist nicht jede Frau eine Marilyn Monroe ... aber jede Frau birgt eine kleine Marilyn in sich ... auch wenn sie – wie ich – als Profi ihre Frau steht ... sich auf dem Bike in die Kurven legt ... als Kamerad(in) zur Hand geht ... oder wie eine Amazone kämpft ...
Frau liebt es, sich schön zu machen ... zu duften ... Kleider zu tragen, die beim Gehen schwingen und leicht rascheln ...

Ich nehme mit, was mir gefällt ... und kehre nach schönen Stunden zurück zu meinem Holzhaus am See ... Herbststimmung in der Luft ... raschelndes Herbstlaub zu meinen Füßen ...
Ich stärke mich nach meinem Ausflug ... und sitze herrlich bequem im Sessel am offenen Kamin ... gemütlich ... gelöst ... locker ... beschwingt ...
Eine Tasse heißen Tees verströmt ihr volles Aroma ...
Das Holz riecht intensiv nach Harz ... und brennt lodernd ...
Und während ich in die Flammen schaue ... gerate ich auf lustvolle Weise in Trance ...

Das brennende Holz nimmt lustige Gestalten an ... es knistert und singt ...
Das Feuer bildet bizarre Figuren ... glühende Krusten ... kleine, blaue Flämmchen ... goldorangene Flammenzungen ...

Ich sitze fasziniert da ... die Wärme ... das flackernde Spiel der Flammen ... das Knistern des Feuers ... die Arme auf den Lehnen ... die Schenkel leicht geöffnet ... ich komme ins Träumen ... wohlig stimuliert ...

Und ... heimlich, still und leise ... schleicht sich meine kleine Marylin, dieser sexy weibliche Anteil in mir, aus dem Haus ... geht auf Abenteuer ... einfach so zum Spaß ... schleicht sich davon ... und landet unversehens ganz woanders ... im Park einer Villa ... Musik erklingt ... Menschen lachen ...

Ich aber sitze bequem und gemütlich am Feuer ... lasse mich von den Flammen verzaubern ... wie hypnotisiert ... vollkommen entspannt ... die Schenkel leicht geöffnet ...
... und die kleine Marylin, das sexy Ich, trägt die schönen Sachen aus der fernen Stadt ...
Vor dem Gesicht eine Maske wie vom Karneval in Venedig ... so betritt sie unbemerkt die Villa ... entdeckt unentdeckt ein Fest ... landet in einer ausgelassenen Runde ... heiter ... leicht ... frivol ... herrlich erotisch ... Menschen nähern sich tanzend ... heiter und frei ...

Das sexy Ich verspürt erotische Spannung ... schön gekleidet in zarte Seide ... schwarze Spitze ... zärtlichen Samt ... erotisch ... sinnlich ... beobachtet die kleine Marilyn hinter der venezianischen Maske das geheimnisvolle Treiben ... und was sie sieht, lockt Gefühle hervor ... in den Fingerspitzen ... in den Zehen ... es kribbelt ... wird warm ... auch in den Händen ... und in den Füßen ... und irgendwann fängt es an zu fließen ...

Das sexy Ich, die kleine Marylin, hört Flüstern ... Lachen ... Glucksen ...
Laute neckischer Küsse ... sinnlicher Küsse ... Laute des Frohsinns und der Lust ... Laute der Liebe ...

Mit Abstand hinter der Maske ... ist sie leicht irritiert ... irritiert auf angenehme Art und Weise ... überrascht ... vibrierend ...
Liebkosungen ... Umarmungen ... selbstverständlich ... heftig ... sie findet Gefallen daran ... mag das ... liebt das ... will mehr und schneller und kraftvoller ... und dann wieder ruhiger und zärtlicher ... und dann wieder wild ...

Und die kleine Marylin, das Ich mit der Maske, tritt näher ... und näher ... lässt sich ein wenig lustvoll mitreißen ... schlüpft ein bisschen hinein in den Körper der anderen ... die Augen genießerisch geschlossen ... wie in Trance ... spielt ein wenig mit ... vorsichtig ... zieht sich wieder zurück ... empfindet Gefallen ... zieht sich wieder zurück ... erlebt ... vorsichtig ... Leidenschaft durch ihren Körper brausen ...

Ich schaue ins Feuer ... angenehm traumverloren ... die Flammen spielen miteinander ... lodern in die Höhe ... lecken aneinander ... umzingeln sich gierig ... um dann wieder – wie im Schmusetanz – eng umschlungen zärtlich vor sich hin zu brennen und Wärme abzugeben ... bis sich auf einmal wieder ein neues Stück Holz entzündet und eine heftige Flamme nach oben schickt ...

Und das andere Ich mit der venezianischen Maske, die kleine Marylin, testet sich aus ... kommt näher ... zieht sich wieder zurück ... kommt näher ... zieht sich wieder zurück ... steigt tiefer ein ... zieht sich wieder zurück ... spielt mit ... entfernt sich wieder ... in sicheren Abstand ... immer selbstbestimmt ...

Die kleine Marylin schlüpft immer wieder ein bisschen hinein in dieses Spiel, das sich seiner Vollendung entgegensehnt ... kraftvoll ... lustvoll ... ... und bald, wie eine Auflösung seiner selbst ... genussvoll in einem fulminanten Höhepunkt gipfelt ... Sternschnuppenregen ... dann ... ermattet ... ineinander sinken ... herrliches Fallen in eine federweiche Wolke ... federweich aufgefangen ...

Das Ich mit der venezianischen Maske, die kleine Marylin, trippelt auf Zehenspitzen davon ... verlässt die Villa ... tritt schwebend den Rückweg an ... durch berührte Landschaft ... in das Tal hinein ... zu dem Holzhaus ... zurück an meine Seite ... und verbindet sich wieder mit mir ... der Körper immer noch zart bebend ... der Kopf lustvoll verwirrt ...

Und in dem Moment, in dem wir uns wieder vereinen ... jetzt ... kommt es zu einem ganz eigenen, neuen, sehr schönen Gefühl ... hier am Kamin ... das Feuer brennt ruhig ... glimmt wie selig vor sich hin ... warm ... die Stimmung heiter ... die Schenkel leicht geöffnet ... sehr gelöst ...

Es ist Zeit, schlafen zu gehen ... tief schlafen und sich von den Aufregungen erholen ... und träumen ... und das Erlebnis lustvoll nachhallen lassen ... natürlich und schön ...

10. Sommer ohne Reue und ohne Rhinitis

In Hypnose nutzen wir das Wissen darüber, dass Allergien eine zu starke Immunreaktion auf exogene Immunstimuli sind. Da das Immunsystem in engstem funktionalen Zusammenhang mit dem Nervensystem und dem endokrinen System steht, wirken wir über Wörter, Bilder und Gefühle auf alle diese drei Einheiten und ihr Zusammenspiel ein. Ziel ist ein Zustand innerer Ruhe und Ausgeglichenheit, körperlicher Harmonie und die Annäherung an den gesunden Wunschzustand.

Praktizieren Sie diese Selbsthypnose mehrfach!

Genießen auch Sie die blühenden Wiesen im Sommer und atmen endlich wieder frei durch!

Mein Sommer wird schön!

Ziel: Beruhigung des Immunsystems
Technik: Sie finden in Hypnose zu einem schönen, von Ihnen gewählten Ort, an dem Sie sich superwohlfühlen, und kommen dort innerlich zur Ruhe. Hier sprechen Sie sich folgende selbstwirksamen Suggestionen, die Sie bitte einfach auswendig lernen (natürlich können Sie auch andere, ganz persönliche Wunschsuggestionen einsetzen):

- Meine Nasengänge sind offen und frei.
- Meine Atmung fließt regelmäßig.
- Klare, saubere Luft strömt in meine Lungen, beruhigt meine Atemwege.
- Ich atme an den Pollen vorbei, meine Lungen sind vollkommen frei.
- Mein Hals ist glatt, meine Stirn kühl, mein Kopf ruhig.
- Meine Augen sind angenehm kühl und erfrischt.
- Mein Körper findet zu normalen Reaktionen zurück.
- Mein System ist in Harmonie.
- Ich bin Balance

In einer Zeitreise wandern Sie anschließend in eine zukünftige Situation und erleben sich als symptomfrei. Wiederholen Sie diesen Ablauf in den ersten Tagen täglich zweimal!

Wählen Sie vor Beginn der Hypnose den von Ihnen gerade bevorzugten Ort, z. B.:

1. Ich bin auf einem Gletscher in den Bergen und atme die kalte, klare Luft. Der kühle Wind bläst alle Hitze hinweg, auch den Juckreiz, die Schwellung, die Belastung … einfach hinweg.
2. Ich stehe auf einem Kliff an der See und atme tief die klare mineralische Luft ein. Das gibt mir ein Gefühl von unendlicher Weite und grenzenloser Freiheit. Die weißen Möwen scheinen mich frohgemut zu grüßen, während sie voller Lust am Himmel kreisen.
3. Ich bin im Gebirge, die Berge sind schneebedeckt. Mein Auge wandert über die weißen Gipfel, und das macht mich innerlich ganz frei. Ich spüre die angenehm kühle, frische Luft, die meine Atemwege beruhigt und klärt.
4. Ich wandere am Strand einer Insel im Norden und genieße die wunderbare reine Seeluft in tiefen Zügen. Schritt für Schritt lasse ich alle Last hinter mir.
5. Es ist Nacht. Ich liege auf den Planken eines Bootes in einer kleinen Mittelmeerbucht. Die Luft ist angenehm warm und weich. Ich schaue in den von Sternen übersäten Himmel. Das leichte Schaukeln des Bootes wiegt mich sanft. Das feine Schwappen des Wassers ans Holz des Bootes klingt wie Musik. Ich werde vollkommen ruhig und fühle mich ausgeglichen und eins mit mir.

Schließen Sie nun die Augen und sinken in eine leichte Trance, indem Sie zehn ruhige Atemzüge machen, und gehen innerlich an den von Ihnen gewählten Ort.
Hier öffnen Sie Ihre Sinne:
Sie sehen Ihren Ort, die Formen und Farben der Natur.
Sie hören die typischen Geräusche und Klänge.
Sie riechen die typischen Gerüche.
Sie fühlen die angenehme Frische an der Haut, an den Augen, in den Nasengängen, im Rachen und in den Luftwegen.
Sie schmecken vielleicht das Salz auf den Lippen.
Sie erleben Ihren Körper als angenehm aufrecht.
Sie fühlen sich leicht und frei.

Nun sprechen Sie sich sehr ruhig, langsam und mit Pausen die oben aufgeführten Suggestionen:

Konzentrieren Sie sich darauf, wie sich die Suggestionen erst in plastische Bilder verwandeln und nach und nach in lebendige Gefühle!

Gewähren Sie sich dafür nun eine geraume Weile Zeit!

Wandern Sie nach dieser Weile jetzt in diejenige Landschaft oder an denjenigen Ort, wo Sie zukünftig gerne symptomfrei und in guter Verfassung sein möchten.

Erleben Sie jetzt auf der inneren Bühne das positive und erfolgreiche Resultat Ihrer Hypnose:
Vielleicht wandern Sie über eine Wiese im Frühsommer. Ihre Kondition ist stabil. Sie fühlen sich stark und im Gleichgewicht. Ja, Sie sind vollkommen selbstverständlich auf dieser blühenden Wiese. Lässig spazieren Sie in der wunderschönen Natur. Ihre Atmung ist frei, Ihre Haut und Schleimhaut fühlen sich gut und geschmeidig an. Sie genießen den herrlichen Duft der Wiesenblumen. Eine leichte Brise weht, und die Äste der Bäume schwingen im Wind. Die sich zart bewegenden Blätter winken Ihnen zu, und die munteren Vögel zwitschern ausschließlich für Sie.

Verweilen Sie noch lange in dem schönen Sein und verankern dadurch die Wirkung Ihrer Hypnose. Dann kehren Sie guter Dinge ins Hier und Jetzt zurück, im Wissen:
»Mein Sommer wird schön!«

11. Pause ohnegleichen – die ganz andere Raucherentwöhnung

Mit dem Rauchen kann man mit und ohne Hypnose aufhören. Aber Hypnose macht es leichter.

Und immer sind fester Wille und tiefe innere Motivation Voraussetzung. Es kann sich empfehlen, der Bedeutung des Rauchens auf die Spur zu kommen und sie zu würdigen, bevor eine Veränderung eingeleitet werden kann.

In der Hypnoseraucherentwöhnung bei einem Therapeuten werden meist drei bis sechs Hypnosesitzungen anberaumt. In ihnen werden Informationen eingeholt, z. B. über die Motivation für das Aufhören, über bisherige dahin gehende Versuche, typische Situationen, in denen geraucht wird, Gesundheitsstatus, sozialen und beruflichen Kontext und andere persönliche Faktoren. Es werden Selbsthypnosetechniken für Entspannung, Selbstfürsorge und Selbstwertaufbau gelehrt und die Motivation und Zuversicht gestärkt. Es kann die Anerkennung der positiven Aspekte der langen »Beziehung« zwischen der Person und ihrer Zigarette stattfinden, und man kann in tiefer Hypnose zur »ersten Zigarette im Leben« zurückkehren und diese Situation auf tiefer, unbewusster Ebene in neuem Licht sehen. In den hypnotischen Trancen werden innere Vorstellungsbilder einer rauchfreien Zukunft erlebt, u. a. das Befinden und Gefühl der Unabhängigkeit etwa nach einem Jahr der Abstinenz. Man kann den »Tag X« der Abstinenz in Trance auffinden und damit die Erweiterung eines Selbstbildes, das nicht mehr über das Rauchen definiert ist, sondern als Sinnbild von Freiheit.

Für alle diese Therapieschritte können Sie sich eine Selbsthypnose entwerfen, denn für Entspannung, Selbstfürsorge, Selbstwertaufbau, innere Zuwendung, Motivation und Zuversicht finden sich ausreichend Trancen in diesem Kapitel. Fehlt nur noch eine Hypnose für das vollkommene Gegenteil zum Rauchen, das süße Nichtstun ohne jegliche »Zutat«. Bei dieser Hypnose ist es besonders wichtig, nach jedem Satz eine lange Pause zu genießen. Hören Sie sie öfter, Sie werden merken, wie immer andere Details wichtig werden. Und Sie werden die Wörter »Zigarette« und »Rauchen« nicht finden. Beides ist inexistent.

Und bleiben Sie Ihrem Vorsatz treu! Bleiben Sie aber vor allem sich selbst treu!

Dolce far niente – glücklich ... ganz ohne

Ich liege gemütlich da, die Augen geschlossen, und finde zum Rhythmus meiner Atmung.

Ich schaue beim Einatmen unter meinen geschlossenen Augenlidern nach oben ...
beim Ausatmen nach unten ... ein und aus ... ein und aus ...
Ich genieße, wie meine Atemzüge dabei ruhiger werden ... tiefer und regelmäßiger ...

Ich spüre, wie mein Körper zu schweben beginnt ...
bei jedem Ausatmen schwebt mein Körper mehr und mehr ...
mein Körper schwebt dahin und ich mit ihm ...

Und ich lasse mich in aller Ruhe darauf ein ...
Mein Körper schwebt dahin und ich mit ihm ...
Ich achte nur noch auf zunehmende Ruhe ... und auf Wohlbefinden ...

Ich schwebe dahin ... wohin?
Ich schwebe an meinen schönen Ort ... dahin, wo ich gerne bin ...
in meinem inneren Zeitraum ... Zeit nur für mich ...
wie im Süden ... im Urlaub ... süßes Nichtstun ...

Egal, was um ich herum ist ...
ich habe meine Antennen eingezogen ... und bin für mich im Mittelpunkt ...
alles wirkt wohltuend auf mich ... ich selbst wohltuend entspannt ...

Die warmen Sonnenstrahlen, das frische Blau des Meeres, der Duft der Blüten
und ab und zu dezent der feine Geruch der wunderbaren Speisen,
die in der Küche zubereitet werden ... und die Köchin singt ein Lied dazu ...

Auch die Weichheit der Luft, die fröhliche Schwingung, die lebendigen Farben ... alles nur für mich ... und ich gelöst und entspannt ... vollkommen entspannt ... und ... restlos zufrieden ... in diesem Sein ... wunschlos glücklich ...

Nach allem ist das ist meine Zeit des Nehmens und des Genießens.
Die Pause, die bislang gefüllt war durch ein altes Ritual, wird zeitgemäß erneuert ...
Ja, ich brauche nicht nur eine Verzögerung, nicht nur eine Auszeit ...

nicht nur einen kleinen Break ... ich brauche ein absolut neues Fenster ... ein Zeitfenster, durch das ich in aller Ruhe schauen kann ... schauen auf mich ...
auf neue Muster ... und neue Freiheiten ...

Jetzt kommt die doppelte Portion Urlaub ... diese wunderbare Zeit ...
Ich vergesse alte Gewohnheiten, »Schachzüge« ... ich übersehe sie ...
ich finde so viel Schöneres ... so viel mit so viel mehr Genuss ...
was Körper und Seele wirklich guttut ...
Es gibt es neue Verbindungen ... neue Muster ... neue Bilder ...
eine ausgetretene Kippe am Boden ...
ich schreite achtlos darüber hinweg ...
vergangen ... vergessen ...

Die Zukunft erfindet sich jeden Tag neu ...
ich probiere mich gerne aus, ich gehe gerne mit der Zeit ... blicke klar nach vorne ...
und fühle mich erstaunlich wohl dabei ... im Einklang mit mir ...

Jetzt ist die Zeit des Neuen ... Neues lernen ... Neues wissen wollen ...
und ein ganz neues süßes Nichtstun ... *dolce far niente* ... genießen ...

In tiefster Erholung, um frische Aktivität und eine neue Lebendigkeit zu leben ...

Und ich werde die anderen überraschen und erstaunen, wie leicht es war, etwas zu verändern. Aber am meisten überraschen und erstaunen werde ich mich selbst.

Voller Leichtigkeit in diesem *dolce far niente* ...
das nichts anderes braucht als gute Stimmung im Kopf ...
den Duft von Rosen ... das Plätschern von Meereswellen ...
und den feinen Geruch der wunderbaren Speisen und den Gesang aus der Küche ...

Ich lerne, ohne zu wissen, dass ich lerne ...
und bin dabei so frei und selbstbestimmt ...
und unabhängig, dass es mir eine reine Freude ist.

Und so verbleibe ich noch eine Weile und komme zurück, wenn es für mich richtig ist ...
ganz entspannt, sehr gelöst, in gutem Befinden und mit neuen Ideen im Kopf ...
und ich werde nicht einmal bemerken, dass ich etwas vergessen habe ...

12. Heiße Wallung? Schnee von heute!

Wissenschaftliche Studien belegen eine hohe Wirksamkeit von Hypnose bei klimakterischen Beschwerden. Entsprechend kann Hypnose – ohne unerwünschte Nebenwirkungen – mit kühlem Kopf durch die heißen Jahre begleiten. Schon pumpt das Herz in gutem Rhythmus herrlich erfrischt »ruhig Blut« durch die Adern.

Genießen Sie mit dieser Selbsthypnose die Frische im Körper und im Geist!

Eisblumen

Ziel: selbstwirksame hypnotische Abkühlung

Ich lasse meinen Atem ganz natürlich fließen ... ruhig und regelmäßig ...
ein und aus ... ein ... und aus ... ein ... und aus ... ein ... und aus ...

Jetzt sage ich mir bei jedem Ausatmen im Stillen meinen Namen:
ein ... und aus ... (Name) ... *ein ... und aus ...* (Name) ...

Ich komme näher und näher zu mir hin ... und nach einigen Atemzügen an einen schönen, friedlichen Ort.
Hier sehe ich eine Tür ... eine besondere Tür ...

Und gleich, wenn ich durch die Tür hindurchschreiten werde, gelange ich in eine schöne Szene, die mir alles bietet, was ich gerade brauche.

Die Tür öffnet sich nun selbsttätig ...
ich schreite über die Türschwelle ... und komme in eine verschneite Landschaft ...

Es ist angenehm kühl hier ... es hat gerade geschneit ... mit dicken Flocken geschneit ...
ja, es liegt strahlend weißer Schnee ... frischer pulvriger Schnee ...
und die Schneekristalle glitzern ... und die Luft ist kühl ... herrlich kühl ...

Wirklich, sehr schön, dieser weiße, saubere Schnee ...
Schnee auf den Bäumen ... wie weiße, flauschige Polster ...
Schnee auf den Berghängen ... wie frisch gewaschene Laken ...

Sofort nehme ich ein paar tiefe Atemzüge in dieser frischen, schneeigen Bergluft ...
So erfrischend!
Ich fühle, wie kühle Wellen mich durchströmen ...

Die Kühle und der weiße Schnee lösen in mir großes Behagen aus ...

Der Schnee knirscht unter meinen Füßen ...
und mit jedem Schritt, den ich mache, fühle ich die kühle Luft noch intensiver ...
die kühle Luft auf meinen Wangen ... die kühle Luft auf meiner Stirn ...
und die kühle Luft, die an meinen Ohren entlangweht ...

Es ist sehr angenehm hier in den schneebedeckten Bergen ...
Wellen von Wohlbefinden fluten durch mich hindurch ...

Die Berghütten haben Eisblumen an ihren Fensterscheiben.
Sobald ich sie berühre, löst sich alle Spannung ... und ich gleite in tiefe Hypnose.

Mit den Fingerspitzen berühre ich ganz sachte die Eisblumen ... jetzt ...
Ich erhole mich tief ... angenehme Kühle ... ruhige Gefühle ...

Ich kehre erst zurück, wenn es richtig ist für mich ...
und ich mich ausgeglichen, frisch und entspannt fühle ... mit bewusster, wacher Klarheit ...

Und jedes Mal, wenn ich es brauche,
werden mir automatisch Eisblumen in den Sinn kommen ...
und ich verspüre ihre prickelnde, kühle Frische an den Fingern ...
Und diese prickelnde, kühle Frische fließt in meinen ganzen Körper ...

Mittelfinger und Daumen werden sich zu einem kleinen Ring zusammenschließen, genauso wie jetzt, und ganz automatisch wird sich mein Körper erfrischt fühlen ... mein Geist entspannt und mein Herz heiter.

Literatur

Elkins, G. R., W. I. Fisher, A. K. Johnson, J. S. Carpenter a. T. Z. Keith (2012): Clinical hypnosis in the treatment of postmenopausal hot flashes: A randomiz controlled trial. *Menopause – The Journal of The North American Menopause Society* 20 (3): 291–298.

Weidner, K., M. Beckermann u. M. Neises: (2016): Beschwerden in den Wechseljahren: Nicht nur eine Frage der hormonellen Situation. *Deutsches Ärzteblatt* 113 (46): 565 ff.

13. Depressive Verstimmung

Aus der Sicht der Hypnotherapie weist ein Mensch, der unter Depressionen leidet, spezifische Trancemerkmale und Hypnosephänomene auf, sodass man auch von einer »Depressiven Trance« sprechen kann. Dissoziierte Zustände treten scheinbar unkontrolliert und verselbstständigt auf und laufen wie ferngesteuert ab. Die damit einhergehenden unguten Gedanken, Gefühle und Reaktionsmuster scheinen willentlich und bewusst nicht beeinflussbar zu sein. Ziel ist demnach eine Anreicherung mit Ressourcen, die Auflösung der »depressiven Trance« und die Selbstbestimmtheit, um wieder in die Kraft zu kommen und selbst Regie über das Leben zu führen.

Basierend auf dem Programm von Luciano L´Abate ([1986]: *Systematic homework assignments [SHWAs] and follow-up questionnaire for use with systematic family therapy.* New York [Brunner/Mazel]), können Sie folgendes wirkungsvolles Experiment machen, um Einfluss auf Depression auszuüben:

Sie können lernen zu entscheiden, ob Sie es Ihrer Depression erlauben, Sie zu kontrollieren, oder ob Sie Ihre Depression kontrollieren. Wenn Sie lernen wollen, Ihre Depression zu kontrollieren, fahren Sie mit dem Programm fort. Wenn nicht, hören Sie hier auf und zählen die vielen Arten auf, wie die Depression Ihr Leben kontrolliert.

Obwohl die Depression ein wertvolles und nützliches Befinden ist, etwas über uns zu lernen, ist es nicht einfach, dies zu erkennen. Es ist notwendig, Kontrolle zu bekommen, wenn wir uns dafür entscheiden, Depression zu erfahren. Um die Depression kontrollieren und beenden zu können, müssen wir üben, sie zu beginnen. Die meisten Menschen erkennen nicht, dass sie die Freiheit haben, eine Depression auf Befehl zu starten, z. B. folgendermaßen:

- indem sie schlecht über sich selbst denken
- indem sie schlecht über die Welt um sich denken
- indem sie schlecht über ihre Zukunft denken.

> Welche Methode können Sie verwenden, um sich selbst depressiv zu fühlen? Welche Methode funktioniert am besten? Haben Sie eine eigene kreative und effektive Methode, depressiv zu werden?

Obwohl die Depression eine wertvolle und nützliche Erfahrung sein kann, ist es hilfreich zu lernen, sie zu kontrollieren, um sie dann nach Belieben zu nutzen. Wir können die Depression kontrollieren, indem wir sie an einem bestimmten Ort zu einer bestimmten Zeit beginnen:

> Wo neigen Sie am ehesten dazu, sich depressiv zu fühlen? Zu Hause? Bei der Arbeit? Draußen? Zu welcher Zeit fühlen Sie sich am depressivsten? Morgens, nachmittags, abends, vor dem Zubettgehen?
>
> Fangen Sie an zu üben, Ihre Depression zu kontrollieren, indem Sie sie zweimal während der nächsten Woche beginnen, und zwar an dem Ort, an dem Sie sich am depressivsten fühlen. Sorgen Sie dafür, dass Sie dabei allen allein und für sich sind. Es ist wichtig, ungestört zu sein, damit Sie Ihre Depression detailliert erfahren können. Beginnen Sie Ihre Depression zu einer Zeit, zu der Sie sich am depressivsten fühlen.
>
> Grenzen Sie diese depressiven Episoden dann nach und nach zeitlich ein. 25–30 Minuten das erste Mal und 15 Minuten das zweite Mal. Achten Sie darauf, nicht über das geplante Zeitlimit zu gehen. Es kann sogar sinnvoll sein, den Wecker zu stellen, um sich zu erinnern, wenn die Zeit um ist. Zusätzlich zur Konzentration darauf, depressiv zu sein, ist es wichtig, dass Sie Ihre zentralen Gedanken und Gefühle aufschreiben, die während der kontrollierten Depressionsübung aufkommen. Sie können diese Erfahrung nutzen, mehr über sich zu lernen, indem Sie anschließend Ihre Notizen durchsehen.
>
> Um die Kunst der Kontrolle zu lernen, ist es auch notwendig, flexibel zu werden und sich an die veränderten Bedingungen des Lebens anzupassen. Um die Kontrolle über Ihre Depression zu erhöhen, müssen Sie es vielleicht einrichten, zu unterschiedlichen Zeiten für unterschiedliche lange Zeiträume und in verschiedenen Situationen depressiv zu sein. So können Sie anfangen, Ihre depressiven Episoden zu beherrschen und zu lernen, sie in allen möglichen Situationen zu beobachten und zu studieren. Zum Beispiel: Wann neigen Sie dazu, weniger depressiv zu sein? An welchen Orten (zu Hause, Arbeit etc.)? Unter welchen Bedingungen (Arbeit, in Gesellschaft …)? Studieren Sie Ihre Depression und bemerken dabei mit Erstaunen, wie Sie freier und freier werden und Sie sich besser fühlen.

Um die Depression in ihre Schranken zu weisen, braucht es schon eine Portion Willen, aber wer wagt, gewinnt ja bekanntlich. Ziel der Selbsthypnose mit dem *Espresso* ist die Gewährung von depressiver Stimmung, aber zu abgestimmten Zeiten in begrenztem Zeitraum. In ihnen ist man für die Depression, die *Madame Depresso,* voll da, widmet sich ihr total und lässt sie dann wieder ziehen. Schon das spielerische Moment dieser Hypnose ermöglicht Abstand, erweitert den inneren Handlungsraum und verleiht eine neue Perspektive.

Sie sind Herr/Herrin in Ihrem Haus, die Depression geht nur kurz ein und schon wieder aus ...

Das Schatzbuch ist eine kleine Ressourcensammlung und verhilft, den Fokus auf die guten Dinge zu lenken.

Entwerfen Sie selbst zu diesem Thema weitere ganz persönliche Hypnosen, um sich immer unabhängiger, gesünder, wohler und aktiver zu fühlen! Machen Sie es sich oder den Menschen zuliebe, die Sie lieben!

Nur ein Espresso für Madame Depresso – ich bin Herr/Herrin in meinem Haus

(Nach Luciano L'Abate (1986): *Systematic homeworks assignement treating depression)*

Einführung in diese Selbsthypnose

Spielen wir nun mit der Idee, Ihre Depression ist wie ein Besucher, der Ihnen vertraut ist. Ein Besucher, der wahrlich Interessantes, Wichtiges und Richtiges zu berichten hatte. Sie hießen den Besucher willkommen, baten ihn herein, boten ihm einen Platz an, hörten ihm aufmerksam und wertschätzend zu und schenkten ihm Ihre Zeit und Geduld.

Die negativen Dinge sind Ihnen aber mit der Zeit vertraut und altbekannt. Und deshalb, nach einer bestimmten Weile, wenn Sie Ihrem Besucher in aller Ruhe lange genug zugehört haben, verspüren Sie, wie Ihr Interesse nachlässt, wie aus der Vertrautheit Vorhersagbarkeit wird, wie Sie die negativen Gedanken und Gefühle zunehmend als gleichförmig und eintönig erleben, wie alles anstrengend und schwer wird und die Depression Sie mürbe und müde macht.

Und überraschenderweise nehmen Sie jetzt Ihre Depression wie eine Farbe wahr. In Ihrem Kopf, Ihrem Bauch, in Ihren Muskeln, in Ihren Zellen ist die Farbe der Depression.

Diese Vorstellung gefällt Ihnen aber gar nicht, und Sie beschließen:

Nun ist es erst einmal genug mit den schweren Gedanken und müden Gefühlen. Es ist alles gesagt. Ich habe zugehört, alles gedacht, gefühlt und wahrgenommen, was mir wichtig ist. Und jetzt will ich mich anderen Inhalten zuwenden, Neues denken und ausprobieren, mir Raum verschaffen und mich leichter und freier fühlen.

Und es entsteht in Ihnen die Sehnsucht nach Veränderung und der Wunsch, die Depression zu begrenzen, einzugrenzen, und dem Besucher seinen Platz zuzuweisen.

Gleichzeitig erkennen Sie mit immer mehr Deutlichkeit, dass es aber Ihr Haus ist, und Sie sind der/die Chef/Chefin und Besitzer/Besitzerin, und die Depression ist nur ihr Gast. Manchmal willkommen, oft aber auch unerwünscht. Ein Besucher, für den es eine geeignete Zeit geben sollte zu kommen und eine passende Zeit zu gehen. So überlegen Sie eine Besuchszeit, die Sie festlegen, die Sie bestimmen und planen und kontrollieren.

Atmen Sie nun einige Male langsam und tief, und sehen Sie, wie Ihr Atem durch Ihren ganzen Körper strömt, vom Kopf bis zu den Zehen. Sie nehmen weitere tiefe, entspannte Atemzüge und genießen es zu entscheiden, ihre Depression wegzuschicken, wenn Sie es wollen.

Sie atmen tief durch und mit jedem Einatmen nehmen Sie mehr Entschlusskraft auf, mehr Aktivität, Engagement, Durchsetzungsfähigkeit. Sie bekommen Lust, etwas zu unternehmen und zu verändern, Sie sorgen für sich, setzen sich durch. Mit großer Selbstverständlichkeit und Bestimmtheit, aber auch in aller Freundlichkeit weisen Sie Ihrer Depression die Tür. Sie atmen sie hinaus. Und all Ihre negativen Gedanken und Gefühle sammeln und verdichten sich, und Sie atmen Sie hinaus. Sie beobachten, wie die Depression Ihren Körper verlässt, Ihren Geist und Ihre Seele, ja, wie sie aus Ihnen hinausfließt.

Sie atmen klare, frische Luft ein und lassen sie durch Ihren gesamten Körper kreisen, Sie spüren Ihren Atem wie eine innere Reinigung. Die Luft kommt in alle Poren Ihres gesamten Körpers, und so nehmen Sie weitere tiefe, genussvolle Atemzüge. Sie freuen sich über die Ruhe, die sich in Ihnen ausbreitet, und den Frieden, der Sie erfüllt. Und Sie empfinden ein wunderbares Gefühl von Selbstbestimmtheit.

Anleitung für Ihre ausführliche Selbsthypnose

1. Lesen Sie sich den folgenden Text ausführlich durch, eventuell mehrfach.
2. Vereinbaren Sie nun mit sich selbst einen kleinen Zeitraum für den Besuch der Depression, vielleicht 15 Minuten, und das vorerst täglich.
3. Wählen Sie einen Meeting Point für den Besuch.
4. Denken Sie sich aus, was Sie Ihrem Gast anbieten (Glas Wasser, Espresso).
5. Übernehmen Sie diese drei persönlichen Details (Zeit, Platz, Getränk) in Ihren Text.
6. Sprechen Sie sich Ihren Text mit vielen Pausen ruhig auf Ihr Aufnahmegerät.
7. Hören Sie zu einer von Ihnen gewählten Zeit, wenn Sie dafür offen sind und Ruhe haben, den von Ihnen gesprochenen Text über Kopfhörer ganz in Ruhe an und lassen ihn auf sich wirken.
8. Erleben Sie dabei, wie Sie wirklich genug haben von der Depression.
9. In den kommenden Tagen gehen Sie zu der von Ihnen gewählten Uhrzeit an den von Ihnen gewählten Platz, setzen sich hin und warten auf den Besuch der Depression.
10. Lassen Sie sich überraschen, wie es Ihnen Tag für Tag besser geht und Sie sich zunehmend wohler und vitaler fühlen.
11. Praktizieren Sie diese Selbsthypnose viele Male (mind. 20-mal), damit sich das innere System umstellt und neu einkalibriert!

Text:

Ich möchte mich besser fühlen ... aufatmen. Ja, ich möchte wieder richtig aufleben!
Aber manchmal hat die Depression mich immer noch im Griff. Und das schon viel zu lange.
Dabei weiß ich, dass jeder Tag ein Tag meines wertvollen Lebens ist ... ein Tag, der nie zurückkehren wird.

Die Depression ist mir – leider – seit Langem vertraut.
Ich habe von ihr Wichtiges lernen können.
Ich habe sie als Gast willkommen geheißen, hereingebeten und ihr einen Platz angeboten.

Ich hörte ihr aufmerksam und geduldig zu, schenkte ihr viel kostbare Zeit meines Lebens.

All die Dinge, die die Depression mir erzählte und die ich lernen sollte, sind mir inzwischen aber zur Genüge bekannt. Und deshalb ...
nach einer bestimmten Weile ...
wenn ich meinem Gast in aller Ruhe lange genug zugehört habe, verspüre ich ...
wie mein Interesse nachlässt.

Aus Vertrautheit wird Vorhersagbarkeit, aus Konzentration Desinteresse. All die negativen Gedanken und Gefühle empfinde ich als zunehmend eintönig, nervig und langweilig. Ich kann mich kaum noch konzentrieren. Meine Gastfreundschaft wird mir anstrengend und schwer.

Der dunkle Ton der Depression hat sich wie eine trübe Farbe in meinem Kopf, meinem Bauch, meinen Muskeln, ja, in allen Zellen ausgebreitet und über mein Gemüt gelegt.
Ja, die Depression ermüdet und zermürbt mich. Und das gefällt mir überhaupt nicht. *(Pause.)*

In mir wächst die Sehnsucht nach Veränderung, der Wille nach Befreiung, und bald denke ich mir:
»Genug mit den schweren Gedanken und müden Gefühlen! Es ist alles gesagt.
Ich habe aufmerksam zugehört, alles gefühlt und wahrgenommen, was wichtig ist.
Ich habe von der Depression genug gelernt.
Ab jetzt will ich mich anderen Inhalten zuwenden.
Ich will Neues denken und ausprobieren, will mehr Handlungsspielraum haben
und mich leichter und freier fühlen.« *(Pause.)*

Deutlich erkenne ich, dass die Depression tatsächlich ja nur ein Besucher ist, immer weniger willkommen, immer öfter ungelegen und seit Neuem wirklich unpassend. Und schließlich ist es mein Haus, und ich bestimme, was da vor sich geht! Ich bin es, der/die festlegt, wann es für diesen Besucher ... eine geeignete Zeit gibt zu kommen ... und den passenden Zeitpunkt zu gehen.

Jetzt lege ich einfach eine Besuchszeit fest.
Die plane ich selbst und halte sie ein.

So denke ich mir jetzt eine Zeit aus, in welcher die Depression meinen Tagesablauf nicht stört, 15 Minuten, wann es mir passt.
Ich finde jetzt diese Zeit (z. B. nachmittags von 16 Uhr bis 16:15 Uhr)
und merke sie mir gut! *(Pause.)*

Nun weise ich der Depression einen Platz zu.
Vielleicht auf einem Hocker. Dann macht sie sich gar nicht so lange breit ...
und hat keine Lust, allzu lange zu bleiben.
Ich finde jetzt diesen Platz und merke ihn mir gut! *(Pause.)*
Jetzt überlege ich, was ich ihr anbiete:
Keinen Pott Tee, an dem sie stundenlang schlürft!
Nein! Sie kriegt einen kurzen Espresso!

Und nun, wo ich alles so schön organisiert habe,
atme ich einige Male tief durch!
Ich spüre, wie klare Luft durch meinen Körper strömt, vom Kopf bis zu den Zehen.

Ich nehme nun weitere tiefe, entspannte Atemzüge und genieße die Vorstellung ...
die Depression wegzuschicken, wann auch immer ich es will und für richtig erachte.

Ich atme weiter tief durch, und mit jedem Einatmen werde ich entschlossener, fühle mehr Dynamik und Durchsetzungsfähigkeit.

Ich bekomme Lust, etwas zu unternehmen und zu verändern, auch wenn ich noch nicht weiß, was.

Mir ist danach, auf mich zu achten.
Ich bekomme Lust, mich durchzusetzen. *(Pause.)*

Und in aller Freundlichkeit, aber mit großer Selbstverständlichkeit und Bestimmtheit ...
weise ich der Depression immer öfter die Tür: Ich atme sie einfach hinaus ...

Und all meine negativen Gedanken und Gefühle sammeln sich und entweichen ... und auch die Schatten der Depression atme ich über die nächste Zeit unermüdlich hinaus.

Ich beobachte, wie die Depression meinen Körper verlässt.
Sie fließt aus meinem Geist und meiner Seele hinaus.

Die Depression verlässt mein inneres Haus.
Und das fühle ich jetzt ganz deutlich. *(Pause.)*

Ich atme klare, frische Luft ein und lasse sie durch meinen Körper kreisen.
Ich spüre mein Atmen wie eine innere Reinigung.
Frische Luft kommt in alle Poren. *(Pause.)*

Ich fühle Ruhe und zunehmende Gelassenheit,
denn ab jetzt führe ich selbst Regie über mein Leben!

Ich bin Herr/Herrin in meinem Haus!

Mein Schatzbuch

Ziel: Die Fixierung auf das Symptom/Problem (Problemdenken) auflösen durch:

- Fokussierung der Aufmerksamkeit auf positive Gefühle, Inhalte und Ziele
- Ressourcensammlung – in schlechten Phasen kann man sich an gute Zeiten erinnern und daran, was man dafür getan hat, um einen guten Zustand zu erreichen
- positivere Stimmung, Entspannung, besseren Schlaf vor allem durch abendliches Schreiben
- Sammlung wahrer Schätze für die inhaltliche Gestaltung von Selbsthypnoseanleitungen
- Selbstwirksamkeit: kleine Fortschritte wahrnehmen, was den Therapieerfolg stabilisiert
- Nach Beendigung der Selbsttherapie kann das Schatzbuch weiter Halt geben.

Legen Sie sich ein Schatzbuch zu. Ein Schatzbuch ist ein kleines Heft etwa in Postkartengröße, das Ihnen gefällt und das Sie immer bei sich tragen können. Im Gegensatz zu einem Tagebuch gehören in ein Schatzbuch nur positive Dinge, und zwar aus drei Kategorien:

- *Kategorie 1:* Ich habe mich über etwas gefreut, etwas, das von außen kommt wie z. B. ein nettes Gespräch, eine Anerkennung, das gute Wetter, die Sonne, die Natur, eine Amsel nistet im Baum vor meinem Fenster o. Ä.

- *Kategorie 2:* Ich habe gut für mich gesorgt, z. B. Pausen gemacht, genügend getrunken, gut gegessen, ausreichend geschlafen, Sport gemacht, mir Zeit für Selbsthypnose genommen, mir etwas gegönnt (Tasse Tee, ein Bad oder einen Spaziergang o. Ä.).
- *Kategorie 3:* Ich bin auf dem Weg zu einem meiner Ziele ein Stückchen weitergekommen.

Sie brauchen nicht viel zu schreiben. Ein Satz reicht oft. Sie sollten einfach wissen, worum es ging, wenn Sie es später wiederlesen. Es soll hilfreich sein und keine große Mühe machen.

Wichtig ist, dass Sie jeden Tag positive Dinge aufschreiben. Es muss auch nicht jeden Tag etwas in allen drei Kategorien sein. (Manchmal passt etwas in Kategorie zwei und drei, und natürlich freuen Sie sich auch darüber. Die Kategorien sind nur Anhaltspunkte.)

Dieses Schatzbuch wird voller Überraschungen für Sie sein und in die Tiefe wirken.

Immer, wenn Ihr Tag mal grau sein sollte, schmökern Sie darin – und schon hellt sich Ihre Stimmung auf.

14. Mein Wohlfühlgewicht

Die Inhalte dieser Selbsthypnosen sind vielseitig wie das Thema »Essen und Übergewicht« an sich. Sie befassen sich mit den Vorgängen auf der körperlichen Ebene: achtsamer essen, schneller und früher satt werden, das Hungergefühl anhaltend beruhigen, den Stoffwechsel ankurbeln, die Lust an Bewegung initiieren, Gewicht reduzieren und auf einem guten Niveau halten. Wichtiger aber noch ist die Arbeit auf der psychisch-geistigen Ebene mit all ihren bewussten und vor allem unbewussten Herausforderungen wie z. B.: innere Dialoge ändern, negative Selbstsuggestionen unwirksam machen, Angstgefühle beruhigen und auflösen, pathologische Trancen vermeiden, Stress reduzieren, Zeitmanagement verbessern, Unterscheiden von Hunger und Verlangen, Aufgaben delegieren, abgrenzen, Essen vergessen, d. h. andere Dinge im Kopf haben, das Auflösen von dissoziierten Esszuständen und Regulierung von »Süßgenuss« auf tiefer, unbewusster Ebene.

»Egal, welche Frage, die Antwort ist Schokolade!« Dieser Spruch auf einer vollmundigen Schokoladepostkarte aus der Albertina (dem berühmten Wiener Museum) reimt sich nicht wirklich, aber immerhin besser als »... ist Gemüse!«. Der Unterschied liegt aber eindeutig in der Wirkungsdauer der Glückshormone.

Schokolade: kurz und süß. Wunschfigur: lang und süß. Wir setzen auf »lang«. Deshalb geht's zuerst mal auf den Gemüsemarkt. Unseren individuellen Weg zur Gewichtsabnahme können wir aber auch einfach in die Hände des Unbewussten legen. Sollte die Antwort immer noch »Schokolade!« heißen, genießen wir eine »Glückspraline«.

Wohlfühlgewicht-Spickzettel

Unterscheide zwischen Hunger und Verlangen!

Habe ich Hunger? Hunger ist körperlich.

Habe ich ein Verlangen? Verlangen ist seelisch. Wenn es ein Verlangen ist, weißt Du, was Du tun kannst.

Frag Dich:

Bevor ich etwas esse, brauche ich das?

Schmeckt mir das?

Wenn ich das gegessen habe, werd ich zehn Minuten danach glücklicher sein?

Halt Dein Handy parat!

Mache von allem, was Du über den Tag isst, vorher schnell ein Foto mit Deinem Handy. Schau Dir am Abend die Bilder der Reihe nach an, geh in Trance, und entdecke, was Du erfahren sollst. Bleibe dabei wertfrei und Dir selbst zugewandt!

Finde Dein kleines hypnotisches Ritual vor dem Essen:

Früher wurde in vielen Familien, so auch in meiner, vor dem Essen das Tischgebet gesprochen: »Lieber Herr, sei unser Gast und segne, was Du uns bescheret hast.« Dann reichte man sich die Hände und fing danach gemeinsam an zu essen.

Finde ein Ritual, das zu Dir passt!

Reduzier Stress!

Viele Menschen essen vor allem wegen Stress.

Ergo: Reduzier Stress! Nimm wahr, wenn innerlich »das Wasser steigt«, und vermeide rechtzeitig den Overload! Delegiere Arbeiten, eile mit Weile, grenze Dich besser ab, atme durch, spiel mit Deinem Hund, mach mehr Liebe, höre schöne Musik und träume!

Gestalte Dein Leben interessant!

Viele Menschen essen aus Langeweile, Trauer, Einsamkeit.

Ergo: Geh unter Menschen, nutze soziale Angebote, lerne was Neues, finde Sportarten, die Dir Spaß machen!

Beweg Dich!

Befrei Dich aktiv und selbstbestimmt von Deinem Gewicht! Finde Deine Version für lustvolles Bewegen – im Wasser, auf dem Wasser, am Berg, im Wald, in der Gruppe, mit Musik oder Wellengeplätscher, bei Sonnenaufgang oder -untergang. Es gibt mit Sicherheit was Passendes für Dich.

Schlaf ausreichend!

Schlafen macht schlank. Sorge für ausreichend gesunden, ruhigen, tiefen Schlaf. Mach einen Abendspaziergang, entferne alle Störquellen im Schlafzimmer, Hände weg vom PC vor dem Einschlafen! Höre eine Hypnoseanleitung und schlafe dabei ein! Glaube an Dich! Träum süß!

Führ ein Schatzbuch!

Mach zweimal täglich Hypnose!

Element einer Hypnotherapie für nichtinvasives, sanftes und erfolgreiches Abnehmen:

Version 1: Verinnerliche die elf Punkte, und wiederhol sie in Trance für Dich. Lass dafür die Inhalte der Sätze in Ruhe vor Dir vorüberziehen, denk nicht viel nach, verlass Dich einfach darauf, dass sich alles Wichtige von allein abspeichert und zur Wirkung kommen wird.

Version 2: Sprich die elf Punkte nach einer kleinen Tranceeinleitung langsam und mit Pausen auf Tonträger und führ dann mit dieser Audioanleitung Deine Selbsthypnose aus.

Praktizier diese Hypnose einmal täglich zu einer bestimmten Zeit, damit sie Routine wird, am besten irgendwann am frühen Vormittag. Geh innerlich in Deine Ressourcensituation (Fahrrad fahren o. Ä.), und beginn dann mit Deiner Hypnose. Berechne anfangs etwa zehn Minuten. Später braucht es immer weniger Zeit, weil die Selbstsuggestionen schon in Dir vorliegen. Mit einer Kurztrance aktivierst Du sie nur noch und pflegst sie so, wie man eine Pflanze gießt, die schon gedeiht.

Nach einer persönlichen Hypnoseeinleitung folgen diese Selbstsuggestionen:

1. Ich bereite meine Speisen mit Sorgfalt zu. (Siehe/Höre z. B.: »Der Gemüsemarkt«).
2. Ich richte alles appetitlich an und wähle einen schönen Platz, an dem ich in Ruhe und ohne Ablenkung essen kann.
3. Bevor ich beginne, schließe ich kurz meine Augen und nehme Kontakt mit meinem Körper auf und begrüße ihn mit einem inneren Lächeln, egal, wie ich im Moment zu ihm stehe oder wie zufrieden ich mit ihm bin.
4. Wenn ich eindeutig spüre, dass mein Körper bereit ist zu essen, mache ich fünf ruhige, sehr tiefe Atemzüge. Ich bemerke, wie ich dabei vollkommen klar werde.
5. Langsam beginne ich zu essen. Ich lasse alles andere beiseite und konzentriere mich ausschließlich auf die Speise und auf den Vorgang des Essens.
6. Ich behalte die Nahrung länger als sonst im Mund und kaue gemächlich.
7. Meine Geruchsnerven und Geschmacksnerven sind voll in Aktion, und ich erlebe die Gewürze und Aromen sehr intensiv. In aller Ruhe bin ich

mit voller Aufmerksamkeit bei dem leckeren Duft und Geschmack meines Essens.

8. Ich helfe meinem Körper, überflüssiges Gewicht zu verlieren, und er hilft mir, mich gut zu fühlen.
9. Immer wieder werde ich mir einen Moment Zeit nehmen, meine Augen kurz schließen, einen tiefen Atemzug machen und mir mein Ziel vor Augen führen: gesund und gut in Form.
10. Ich gehe respektvoll mit mir um, und Essen wird mehr und mehr ein schönes Ritual.
11. Ich habe ein Projekt. Und dieses Projekt leite ich.

Meine wahre Gestalt

Ziel: das Selbstbild verändern und damit das Gefühl für sich selbst

Aus den folgenden Sätzen kann ein ganz individueller Text formuliert werden:

- Bis jetzt habe ich mich als schwer, übergewichtig und unattraktiv empfunden.
- Um das zu verändern, ist es wichtig, dass ich mich anders sehe, anders über mich denke und fühle.
- Wenn ich anders über mich denke und empfinde, wird dies mein Verhalten ändern.
- Dafür mache ich jetzt drei tiefe Atemzüge, schaue jeweils beim Einatmen zur Decke hoch und beim Ausatmen zu meinen Füßen hinunter.
- Nach dem vierten Ausatmen schließe ich meine Augen.
- In meinem inneren Erleben stelle ich mich jetzt unter die Dusche und lasse mich eine ganze Weile von frischem, klaren Wasser abspülen.
- Ich spüre, wie es angenehm an mir herunterperlt ...
- Nach einer Weile trete ich aus der Dusche heraus und begebe mich nackt, wie Gott mich schuf, vor einen großen Spiegel, einen besonderen Spiegel ...
- Ich schaue mit entspanntem Auge auf mein Spiegelbild und atme dabei ruhig ...
- Ich betrachte mich so lange, bis ich durch mein Spiegelbild hindurchschaue.

- Ich sehe durch all meine Speckpolster und Speckrollen hindurch, denn sie werden durchsichtig wie Wasser ...
- Erst vage, dann immer klarer sehe ich meine wahre Gestalt darunterliegend ...
- Meine Trance vertieft sich nun spontan von selbst ...
- Auf magische Weise reflektiert meine wahre Gestalt im Spiegel auf mich zurück.
- Mein Körper, mein Geist und meine Seele fangen dieses Bild auf, und ein Finger wird sich von allein heben, um das zu bestätigen.
- Wenn mein Körper, mein Geist und meine Seele dieses Bild von mir eingespeichert haben, wird sich dieser Finger wieder heben.
- Wenn das Bild von meinem wirklichen Ich anfängt, in mir zu wirken, wird sich dieser Finger zum dritten Mal heben.
- Ich mache drei tiefe Atemzüge und sinke hinein in dieses gute Gefühl von Wohlbefinden und Leichtigkeit.
- Ich fühle mich gut in meinem passenden Gewicht.
- Ich fühle mich schön und attraktiv.
- Ich fühle mich leicht und beschwingt.
- Ich kann mein Ziel erreichen, und ich werde mein Ziel erreichen, denn dieses Ziel ist mein wirkliches Ich, mein Ich, das so lange im Verborgenen war und immer darauf gewartet hat, endlich zutage treten.

Gute Suggestionen für ein gutes Ichgefühl:

- Weil ich abnehme, nimmt mein Selbstvertrauen zu.
- Ohne bewusstes Zutun wird mein Selbstbewusstsein stärker.
- Ich werde schlanker, attraktiver, lebendiger und energievoller.
- Ich werde so, wie ich wirklich bin, und darauf freue ich mich!

Mein Körper von morgen

Ziel: positive Stimulierung auf bewusster sowie unbewusster Ebene für die Gewichtsreduktion

> Jetzt mache ich eine schöne Trance für mein Ziel ... und lehne mich zurück ... und atme ganz normal ... ruhig und tief ...

Und ich weiß, ich brauche nichts zu tun nichts ... nichts zu verstehen ... und weil mein Unbewusstes jetzt wirksam wird ... und das gibt so viel Sicherheit ... in der Phase der Neugestaltung meines Lebens ... wo es mehr und mehr um mich geht ... wo ich achtsamer mit mir umgehe ... mit meiner Seele ... meinem Körper ...
Ich freue mich sehr darauf, denn ... ich werde neue Gedanken haben ... neue Gefühle ... neue Ideen ... und ... neue Pläne ...

Und während ich ganz bequem hier bin, wandere ich innerlich langsam ... mit jedem Atemzug ... und jeder Zahl von eins bis sieben ... mehr und mehr ... an einen Ort, an dem ich gerne bin ...

1. ... ich lasse den Alltag hinter mir ...
2. ... und sinke in Ruhe ab ...
3. ... ich gehe an meinen schönen Ort ...
4. ... leichter und leichter mit jedem Atemzug ...
5. ... ich gleite dahin ... leicht ... wie ein Segelschiff auf dem Wasser ...
6. ... gelöst und frei ...
7. ... und gleichwohl geborgen in den Armen meiner Hypnose ...

In Fantasie bewegt sich die Zeit nach vorne ... in meine Zukunft ... ich habe alles Wichtige durchlebt, verändert, erneuert, erweitert, und nun probiere ich mich aus ... im Gefühl der Zukunft ... wie es ist, wenn es anders ist ...

Ich schlüpfe in meinen Körper von morgen ... und hier, an meinem schönen Ort, bewege ich mich in meinem Wunschziel ... mit meinem Wunschgewicht ...

Und tatsächlich, es fühlt sich anders an ... anders, wenn ich gehe ... anders, wenn ich Fahrrad fahre ... wenn ich tanze ... wenn ich Liebe mache ... aber auch schon anders, wenn ich nur vom Stuhl aufstehe ... mit neuer Leichtigkeit ... Behändigkeit ... Freiheit ... und das fühle ich jetzt ganz intensiv ...

Und ich spüre es deutlich ... in den Füßen ... in den Waden ... im Gesäß ... im Becken ... im Bauch ... im Rücken ... im Brustraum ... im Schultergürtel ... in den Oberarmen ... Unterarmen ... in den Händen ...
Eine neue Dynamik ... ich bewege mich anders ... ich schreite anders aus ... das ist richtig lustvoll ... das fühlt sich richtig gut an ... ich fühle das jetzt ...

Ich fühle mich jung ... der Körper erinnert sich ... an damals ... als er dieses Gefühl hatte ... dieses Gefühl von jugendlich ... frisch ... kraftvoll ... vital ... Ja, das bin ich!

Und das bin ich mir wert ... und nichts ist einfacher, als Dinge zu vergessen ... Dinge zu übersehen ... und ich vergesse alles, was mir nicht guttut ... ich vergesse alles, was mein Körper nicht schätzt und was ihm schadet ... ich übersehe das ... der Blick ist fokussiert auf das Gesunde ... mein Unbewusstes blendet alles andere aus ... ich gehe daran vorbei ... und nehme es gar nicht wahr ... mein Geist ist konzentriert auf die Einhaltung meiner Pläne ... auf die Verfolgung meiner Ziele ... es blendet alles andere aus ...

Mein Auge ist konzentriert auf das, was mir guttut ... und mich meinem Ziel näherbringt ... es blendet alles andere aus ...

Und es gibt so viel, was mir mundet ... was mir guttut ... Fleisch ... Fisch ... Gemüse ... Vollkorn ... ein schön angemachter Salat ... Obst ...
So wird das innere Programm umgestellt ... die Belohnung liegt woanders ... die Belohnung ist, in einem Körper zu leben, der sich richtig wohlfühlt ... und in dem ich mich richtig wohlfühle, weil er mir entspricht ... er entspricht mir seelisch ... geistig ... und gefühlsmäßig ...

Ich gehe mit einem leichten Magen und einem guten Gefühl abends ins Bett, und ich schlafe tief und ruhig, weil tiefer, ruhiger Schlaf nicht nur für die Nerven gut ist und erholt, sondern schlank macht ... ausreichend Schlaf macht mich schlank ...

Den Morgen beginne ich voll kornig, voll kernig ... in Bewegung und mit Freude auf den Tag ... die ersten positiven Resultate stimulieren mich positiv ... die Freude an der Bewegung wächst ... auch die Freude an dem Wohlgefühl, das ich jetzt schon verspüre ...

Ich sinke über sieben Stufen tiefer in Hypnose ... damit mein Unbewusstes noch einmal die ganze Liebe für mich selbst mobilisiert ... und ich für mich tun kann, was mir früher noch nicht möglich war ...

Ich entdecke eine neue Variante, um mich zu zerstreuen, zu belohnen, mir gutzutun ... achtsam mit mir ... ...

Und ich werde solche Freude daran haben, und das ist schönste Belohnung ... es geht wie von alleine ... automatisch ... einfach, weil ich mich wohlfühle ...

Ich lebe mich schon ein ... in mein neues Sein ... in meinen Körper von morgen ...

Zähmung des süßen Monsters

Ziel: Reduktion von Süßigkeiten
Technik: Gespräch mit dem Teil, der Süßes so mag

Auch wenn meine Freunde das anders sehen, aber ... um ehrlich zu sein ...

manchmal fühle ich mich vor der Hypnose ... ein wenig fett und unansehnlich ...
Aber naaaaach der Hypnose ... da fühle ich mich richtig gut ... ☺

Drei süße Atemzüge ... und mir schon mal ausmalen ...
wie wunderschön ich nach der Hypnose bin ... wie gestylt ...
Nach der Hypnose ... da hab ich ein Styling sogar im Kopf ... nach der Hypnose hab ich die richtigen Gedanken ... am richtigen Platz ... und weiß, wo's langgeht ...

Aber in mir wohnt leider ein kleines Monster, das ist oft bockig und trotzig und kräht:
»Das gönne ich mir jetzt aber ... das hab ich mir aber verdient ... ich hab doch so'n Stress ... ist eh alles egal ... ich geh jetzt in den Laden und kauf 'nen Haufen Süßes!«

Das kleine Monster will alles »jetzt« ... es will alles »sofort«... boxt es durch ... kann nicht warten ... und dann? Es schlingt alles runter ... huppsdiwupps ... und ...?
... schon ist der Spaß vorbei ... und schlechte Laune hoch drei ...

Puuuh! Und das hat oft Macht über mich ... und ich finde das gar nicht gut ...

Aber auch mein kleines Monster weiß, dass es neben Süßigkeiten viele andere schöne Dinge im Leben gibt ... und wenn ich jetzt in Hypnose sinke ... sinkt es auch in angenehmes Sein ... es kann nicht anders ... mit ruhigen Atemzügen ... und ruhigen Herzschlägen ...
Mein kleines Monster kuschelt gerne mit mir ...
und deshalb lehne ich mich jetzt einfach zurück ...

und mit einem Atemzug ... und einem Seufzer ... sinken wir in süßes Nichtstun ...
ich zähle nur bis drei ... und schon sind wir in der Hypnoseschaukel ...
eins ... zwei ... drei ...

Und während wir schaukeln ... und kuscheln ... und kuscheln und schaukeln ...
wird ein anderer Teil in mir stark ... meine gute Fee ... sie ist wachsam ... und fürsorglich ... weiß genau, was mir guttut ... und was richtig für mich ist ... was ich wirklich liebe:
mich schön fühlen ... und gut fühlen ... attraktiv ...
und mit einer Figur, in der ich mir gefalle ... und beschwingt durchs Leben gehe ...

Das kleine Monster streitet oft mit der Fee ...
Aber die schöne Fee ... in dem zarten Gewand ... es weht leicht im Wind ...
ist gütig und umsichtig ...
Sie hat Weitsicht ... schaut auf das Nachher ... auf das Morgen ... und in die Zukunft ...
sie weiß, was mir wirklich gefällt ... und sie weiß, was mir wirklich guttut ...
deshalb hüllt sie mein kleines Monster in ihr Feengewand ... besänftigt ... und beruhigt es ...

Ich aber lasse nach ... vom Scheitel bis zur Sohle ... ich lasse nach ...
vor allem Dingen unter dem Scheitel ... ich lasse nach ...
in meinem Gehirn ... aber auch unter dem Gehirn ... in meinem Kiefer ...
aber auch tiefer als im Kiefer ... ich lasse nach ...
in meinem Nacken ... und bis tief in meine Backen ... ich lasse nach ...
in alle Winkel ... und sinke in wohliges Sein ...
und während ich angenehm vor mich hin schwebe ...
verbringen mein kleines Monster und meine gute Fee eine magische Zeit miteinander ...

Die beiden wandern durch die Stadt ...
die Fee zeigt auf die federleichten Wolken am Himmel ...
gerade in dem Moment, als sie unbemerkt an einem Geschäft vorbeischlendern ...
sie plaudern miteinander ... entdecken neue Dinge ... schmieden Pläne ...
interessieren sich für etwas ganz anderes ...

Glückliche Stunden ...

Müde kommen sie später nach Hause ... da poltert der Kleine wieder ... und brüllt.
»Ich will ... jetzt ... es steht mir zu ... hab ja sonst nix im Leben!«
Aber die Fee weiß es besser ... sie braucht gar nicht weit zu schauen ...
Nur zehn Minuten später ... er hat gehabt, was er wollte [Süßigkeiten!], aber wir sind nicht glücklicher ...

So macht die gute Fee mit ihrem feinen zarten Gewand:
»Psst ...! ... gib Ruhe, mein Kleiner ... ich zaubere für Dich!«

Und die Fee bezaubert das Monster mit lustigen Tricks ... sie lässt etwas verschwinden ...
holt etwas hervor ... taucht das Zimmer in tolles Licht ... erfüllt es mit Musik ...
und dem Duft von Maiglöckchen ... und das versetzt ihn in Staunen ...

Irgendwann sinkt der kleine Kerl ermattet in den Schlaf ... in tiefen Schlaf ...

Meine gute Fee setzt sich an seine Bettkante und spricht zu ihm:
»Mein süßes Monster, mein goldener Schatz mit dem silbernen Willen ...
Du bist ein begabtes Geschöpf ... und Du bist zu klug, um Dich so albern aufzuführen ...
und Du bist zu intelligent, um so ein Tamtam zu machen ...
Du wirst mehr im Leben erreichen, wenn Du Dich so klug verhältst, wie Du eigentlich bist ... und so intelligent, wie es Dir gebührt ...
und Du kannst weise entscheiden, ob Du Dich so reif verhalten möchtest, wie es Dir ansteht ...
Und nun schlaf süß, mein Schatz!«

Tag um Tag wird das kleine Monster ein bisschen reifer ...
die Fee nimmt es immer wieder zart bei der Hand ...
und wenn es einen Aufstand macht und sich durchboxen will, lenkt sie es ein bisschen ab ..., weil sie weiß, in ein paar Minuten ist es unwichtig ... schon vergessen ...
und das Gefühl ist umso vieles besser ...
und das ist es, was zählt ...

Die Fee ist in mir ... und sorgt für mich ... und mein neuer Slogan heißt:
»Jetzt male ich mir aus, womit ich in zehn Minuten glücklicher und zufriedener bin!«

Ich weiß, Hunger ist körperlicher Natur ...
und wenn ich Hunger habe, stille ich ihn durch Essen ...
Verlangen aber ist seelischer Natur ...
und wenn ich ein Verlangen habe, kann ich es auf viele Arten stillen ...

15. Reizdarm im Hypnorelax-Modus

Ziel der Hypnotherapie bei Reizdarm ist zuallererst die Linderung der oftmals schweren Symptomatik: Schmerzen, Durchfall, Obstipation, Völlegefühl und Übelkeit, Stress. Neben allgemeiner Entspannung und Erholung lernen Patienten in Selbsthypnose, Selbstheilungsprozesse in Gang zu setzen und Entzündungen zu beeinflussen.

Später wird die psychische Dynamik des Reizdarmsymptoms in die Therapie einbezogen. Aber schon während der vorerst mehr somatisch orientierten Hypnotherapie fließen Suggestionen indirekter Art mit ein, sodass die Ursachen der Krankheit, die oft in der Kindheit liegen, der unbewussten Bearbeitung – zum Beispiel im nächtlichen Traumgeschehen – übergeben werden.

Zwar war bereits bekannt, dass Hypnotherapie für Patienten, die unter einem Reizkolon (Irritable Bowel Syndrome) leiden, eine deutliche Erleichterung bringen kann, allerdings war unklar, wie lange die lindernde Wirkung anhält. Dieser Frage widmete sich ein Forscherteam unter der Leitung von Wendy Gonsalkorale vom Withington Hospital in Manchester. An der Studie nahmen 204 Patienten teil. Bekannt ist auch, dass psychische Einflüsse wie Stress diese Krankheit mit auslösen oder bei der Stärke der Symptome eine Rolle spielen können. Unklar ist jedoch, ob und inwieweit psychische Faktoren die eigentlichen Auslöser dieser Erkrankung sind.

Die Behandlung mit Hypnotherapie erstreckte sich über zwölf Wochen. Vor und nach der Behandlung sowie zu weiteren Erhebungszeitpunkten bis zu sechs Jahren nach Abschluss der Behandlung gaben die Patienten Auskunft über ihre Symptome, ihre Lebensqualität, ihr individuelles Ausmaß an Angst und Depression. Es zeigte sich, dass die Behandlung bei 71 % der Patienten wirksam war; bei 81 % dieser Gruppe blieb der Behandlungserfolg über die Zeit stabil, während die übrigen 19 % angaben, dass sich ihre Symptome nur etwas verschlechtert hätten. Ausweislich der erhobenen Befindlichkeiten zeigten sich bei allen Items in den Followup-Erhebungen signifikante Verbesserungen ($p<0{,}001$) im Vergleich zu den Daten, die vor der Behandlung mit Hypnotherapie erhoben worden waren.

Die Studie weist nach, dass zumindest für die genannten Zeiträume bis zu fünf Jahren nach Abschluss der Hypnotherapie die Symptome des Reizkolons deutlich reduziert werden können.

Schon seit der klassischen Studie von Whorwell und Mitarbeitern (1984) weisen Berichte aus Forschung und Klinik auf gute Erfolge beim Colon

Irritabile hin. Die Patienten erhielten über einen Zeitraum von drei Monaten sieben halbstündige Hypnosesitzungen (Induktion über Armlevitation, hypnotische Entspannung mit Suggestionen zur Beeinflussung der Darmmuskulatur, Ich-stärkende Suggestionen). Nach der dritten Sitzung sollten die Patienten mit einer auf Tonband aufgenommenen Hypnose jeden Tag Selbsthypnose praktizieren. Die Hypnosebehandlung wurde mit einer Kontrollbedingung (»psychotherapeutische Placebobehandlung«) verglichen. Den beiden Gruppen wurden die Patienten randomisiert zugewiesen. Für alle erhobenen Messgrößen (z. B. abdominale Schmerzen) zeigten sich in der Hypnosegruppe drastische, statistisch signifikante Verbesserungen.

Aufgrund der günstigen Resultate dieser und anderer Studien wurde am University Hospital of South Manchester ein Clinical Service eingerichtet – bestehend aus sechs Therapeuten –, das Hypnose zur Behandlung von Colon Irritabile anbietet. Inzwischen wurden bereits mehr als 250 Reizdarm-Patienten behandelt (dreimonatiges Hypnoseprogramm wie in der Studie von Whorwell et al. 1984). Dabei bestätigten sich die Resultate aus den Studien auch im Kontext einer Klinik (mit Einschränkungen bei Patienten mit Diarrhoe). Die Autoren folgern aus ihren Daten, dass Hypnosetherapie eine extrem effektive Behandlung für Colon Irritabile darstellt und sich als kostengünstiger gegenüber allen anderen Interventionen (z. B. Medikamenten) herausstellt.

Mein heutiges hypnotherapeutisches Konzept zur Behandlung von Reizdarm beinhaltet drei Phasen:

- *erste Phase:* Symptomlinderung (Soma)
  - Erlernen tiefer Hypnose für Beruhigung, Entspannung, Erholung
  - Suggestionen zur Symptombeeinflussung: Beruhigung im Bauch
  - positive innere Dialoge und Selbstsuggestionen zur positiven Stimulierung
- *zweite Phase:* Stabilisierung, Kräftigung, Heilungsförderung (Psyche und Soma)
  - hypnotherapeutisches Visualisieren zur Vorstellung innerer Heilvorgänge
  - Selbsthypnose als wichtigste Säule in der Behandlung
- *dritte Phase:* Wachstum und Entfaltung (Psyche)
  - indirekte Therapie mit Metaphern und hypnotherapeutische Trancereisen

- Training in Selbstachtsamkeit und Selbstschutz, Ich-Stabilisierung, Zeit- und Stressmanagement, Konfliktkompetenz und Belastungsfähigkeit
- Förderung von Vertrauen in die Selbstheilungskräfte des Körpers.

In Teil II finden sich eine Reihe von Hypnosen, die die Bereiche »Selbstberuhigung« und »Heilung« abdecken. Im Folgenden wird eine bewährte Tranceanleitung präsentiert, und zwar in der Ich-Form für die Selbstanleitung. Die Ich-Version ist hervorragend dafür geeignet, die innere Kontrolle zu erhöhen. Wie uns bekannt ist, reicht allein schon die Illusion, Kontrolle über eine Situation zu haben, dafür aus, höheres Wohlbefinden zu erfahren und somit eine Gesundung positiv zu beeinflussen. »Das Rote Telefon …« hilft, unangenehme Gefühle seelischer und körperlicher Art abfließen zu lassen und den Körper mit Ruhe und Wohlbefinden anzureichern. Entledigen Sie sich mit dieser Selbsthypnose der Altlasten, und lassen Sie goldfarbenes Licht heilsam durch den Körper fluten, während der Kopf auf neue Gedanken kommt!

Literatur

Deutsche Gesellschaft für Gastroenterologie, Verdauungs- und Stoffwechselkrankheiten (DGVS) (2010): S3-Leitlinie Reizdarmsyndrom: Definition, Pathophysiologie, Diagnostik und Therapie. Verfügbar unter: http://www. awmf.org/leitlinien/detail/ll/021-016.html [11.7.2022].

Gonsalkorale, W. M., L. A. Houghton a. P. J. Whorwell [2002]: Hypnotherapy in irritable bowel syndrome: A large-scale audit of a clinical service with examination of factors influencing responsiveness. *American Journal of Gastroenterology* 97: 954–961.

Gonsalkorale, W. M., V. Miller, A. Afzal a. P. J. Whorwell (2003): Long term benefits of hypnotherapy for irritable bowel syndrome. *Gut* 52: 1623–1629.

Häuser, W. (2009): Hypnose beim Reizdarmsyndrom. Störungsbild, Indikationen, Kontraindikationen, Wirkung. In: D. Revenstorf u. B. Peter (Hrsg.): Hypnose in Psychotherapie, Psychosomatik und Medizin. Manual für die Praxis. Heidelberg (Springer), 2. Aufl., S. 555–568.

Whorwell, P. J., A. Prior a. S. M. Colgan (1987): Hypnotherapy in severe irritable bowel syndrome: Further experience. *Gut* 28 (4): 423–425.

Whorwell, P. J., A. Prior a. E. B. Faragher (1984): Controlled trial of hypnotherapy in the treatment of severe refractory irritable bowel syndrome. *Lancet* 2 (8414): 1232–1234.

Das Rote Telefon stilllegen

Ziel: Gedanken und Bilderverändern sich zum Guten
Technik: Entspannung, Visualisation, ideomotorisches Ausleeren der Hände

Ich schließe meine Augen ... und atme ruhig. Alles ist in Ordnung ... die Zeit ist nur für mich da ... meine Aufmerksamkeit liegt nur auf mir ...

Ich möchte Frieden in meinen Körper bringen. Diese aufreibenden Telefonate zwischen Kopf und Bauch ... hin und her ... von oben nach unten und von unten nach oben ... sollen aufhören. Die Telefonate, die das Symptom auslösen, das Symptom bestätigen und die Angst vor dem Symptom immer von Neuem hervorrufen, sollen aufhören Es soll endlich Ruhe herrschen! Tiefe Ruhe! Das nervige »Rote Telefon« soll stillgelegt werden.

Ich möchte neue Ideen bekommen ...
und das Lebensgefühl wieder voll und ganz auf die Sonnenseite des Lebens lenken ...

Und während mein Bauch sich weiter in Hypnose atmet, lehne ich mich in Ruhe zurück ...
und bei jeder Zahl, die ich jetzt spreche, gleite ich tiefer in Trance ... eins ... zwei ... drei ...
Ich begebe mich vertrauensvoll in Hypnose ... vier ... fünf ... sechs ...
alles ist angenehm ... sieben ... acht ... neun ... zehn ...
und mehr und mehr in Ruhe ... die ich mehr und mehr wahrnehme ...
Ich bin ganz bei mir ... die Atmung fließt von ganz allein ...
das Herz schlägt stabil und ruhig ... alles unabhängig von meinem Wollen ...
der Bauch kümmert sich um sich selbst ... alle inneren Vorgänge laufen perfekt von allein ab.

Die Luft weitet bei jedem Einatmen angenehm meinen Brustkorb ...
und beim Ausatmen sinkt er entspannt zurück ... die Luft strömt wieder ein ...
und wieder aus ... regelmäßig ...

Alles, was auf meinen Schultern lastet, kann herabsinken ...
Alles, was auf meiner Brust lastet, kann herabsinken ...
Auch was auf dem Bauch lastet, kann herabsinken ...

Mit jedem Ausatmen mehr Entspannung und mehr Hypnose ...
Gedanken können kommen und gehen wie die Wolken am Himmel ...
Der Wind bläst die Wolken hinweg, bis der Himmel ganz frei ist ...
Mein Kopf wird weit und klar ...
Alles um mich herum unwichtig ... nur noch das Ruhegefühl ist wichtig ...

Ich lege jetzt meine Arme neben meinen Körper mit den Handflächen nach oben, sie bilden zwei Schalen ...
Und jetzt lasse ich alles, was zum Symptom gehört, in meine Hände fließen:
Gedanken über die Krankheit ... die Sorgen, die Bedenken, die Zukunftsängste ...

Nun füge ich all die Bilder hinzu ... die von früher ... und die von heute ... Auch die Bilder von den unangenehmen Untersuchungen rutschen einfach in die Schalen der geöffneten Hände ...

Und nun kommen all die unangenehmen und traurigen Gefühle hinein! Die Angst vor der Krankheit ... das Übelsein ... die Schmerzen ... Krämpfe ... die Blähungen ... der Durchfall.

Ich lasse es aus dem Kopf hinausfließen ... aus dem Herzen ... aus der Seele hinaus ...
aus dem Bauch hinaus ... hinein in die Hände ...

Auch all die ursächlichen Momente, in denen ich gelernt habe, so zu reagieren und so zu verkrampfen, lasse ich in die Hände fließen.
Und bald fühle ich, wie die Hände voll und schwer sind, angefüllt, fast zum Überlaufen.

Nun werfe ich noch mal einen inneren Blick auf meine Hände, damit ich sehe, was sich da für ein Berg angesammelt hat!

Und irgendwann kann das Unbewusste ganz von selbst beginnen, die Hände zu entleeren ...
Mit kleinen, automatischen und ruckartigen Bewegungen drehen sich meine Unterarme nach innen, ganz selbsttätig, denn ich mache nichts.
Es entleeren sich meine Hände ... sie leeren aus ... und leeren aus ... so viel, wie es für heute richtig ist ... bis sie ganz entleert sind oder zum Teil (manchmal leeren sie sich nicht komplett aus), alles ist richtig in Hypnose ...

Bald werde ich wahrnehmen können, wie sich ein unfassbares Gefühl von Wohlbefinden in mir freimacht. Dann atme ich tief und befreit durch, bis in den Beckenboden hinein!

Meine Eingeweide fühlen sich wunderbar wohl und gehen ruhig ihrem Tagewerk nach ...

Und während ich einfach ruhe, gleite ich tiefer und tiefer in Hypnose ...

Alles wird so leicht und beschwingt ... und werden meine Hände leichter und leichter ... sie fangen an, sich leicht abzuheben ... ja, schweben vielleicht sogar etwas in der Luft ...

Und so liege ich da ... der Bauch entspannt ... das Nervenkostüm beruhigt ...
Meine Hände so leicht ... und ich bin mit aller Aufmerksamkeit dabei ...
Endlich Ruhe! Tiefe Ruhe! Das nervige »Rote Telefon« ist stillgelegt ...
ausgetauscht durch goldfarbenes Licht, das heilsam durch meinen Körper flutet ...

Und ich bemerke, wie auf neue und gesunde Art und Weise ein liebevoller Kontakt da ist zwischen meinem Kopf und meinem Körper.

Und jetzt beende ich meine Hypnose. Der Bauchraum kann tief in Hypnose bleiben, und ich komme als Person wach, frisch und in aufgeräumter Stimmung wieder ins Hier und Jetzt zurück. Ich strecke und recke mich ...

16. Raus aus dem Schmerz, zurück ins Leben!

Das Schmerzerleben ist im Allgemeinen eine gesunde Signalfunktion, die uns vor Gefahren, Überlastung oder Krankheit rechtzeitig warnt und schützt.

Chronische Schmerzen zermürben und können Gefühle von Hilflosigkeit und Einsamkeit auslösen. Zudem hinterlassen Schmerzreize Spuren im Nervensystem, das Schmerzgedächtnis und dieses komplexe Erinnerungssystem, vermag Schmerzen, selbst auf kleine Trigger hin, immer wieder reflektorisch auszulösen oder sogar scheinbar ohne Anlass aufrechtzuerhalten. Medikamente helfen oftmals nur begrenzt und sind nicht ohne Nebenwirkungen.

Die therapeutische Hypnose bewirkt einen im positiven Sinn veränderten Bewusstseinszustand und zielt in die entgegengesetzte Richtung. Gute Gedanken in bedachter Wortwahl und sogenannte positive Suggestionen lösen angenehme Bilder und Vorstellungen mit wohltuenden Gefühlen aus, schaffen Distanz zum Schmerz und begünstigen Heilvorgänge. Die Erfahrung, Schmerzen beeinflussen und mindern zu können, stärkt sowohl das Selbstwertgefühl als auch das Selbstbewusstsein und eröffnet einen völlig neuen Handlungsspielraum. Aufgrund guter Erfahrungswerte wird die medizinische Hypnose seit Jahrzehnten in der Schmerztherapie eingesetzt. Internationale wissenschaftliche Studien bestätigen die Wirksamkeit von Hypnotherapie in der Schmerzbehandlung.

Die therapeutische Selbsthypnose, eine in Eigenregie erfolgende Therapie im Sinne einer positiven mentalen Selbstbeeinflussung und -stimulierung ist hochgradig wirksam, weil Anwendungsort, Inhalt und »Dosierung« vollkommen in der Hand des Praktizierenden liegen und somit vorzüglich auf das individuelle Bedürfnis abgestimmt werden können. In der therapeutischen Trance werden persönliche Ressourcen – wie schöne Erlebnisse, beruhigende oder belebende Bilder, aber auch besondere Fähigkeiten und Begabungen – dank liebevoller Führung in der fachkundigen Audioanleitung fantasievoll und eindrücklich wiederbelebt oder neu entdeckt. Das führt ganz natürlich zu Entspannung, Schmerzentlastung und Anregung von Heilung. Ein sich vollziehender Perspektivenwechsel eröffnet neue Möglichkeiten, mit der gegebenen körperlichen Verfassung besser umzugehen, und die wiederholte Erfahrung von Wohlbefinden während und nach der Selbsthypnose beeinflusst das Schmerzgedächtnis im Positiven.

Starten Sie heute noch mit Ihrem Programm: »Raus aus dem Schmerz, zurück ins Leben!«

Den Körper schweben lassen – einfache hypnotische Technik bei akutem Schmerz

Diese kleine, aber wirksame Tranceeinleitung verhilft dazu, sich schnell besser zu fühlen. Die Aufmerksamkeit wird auf eine leichte Aufgabe gebündelt (Fokussierung weg vom Schmerz), und es soll sich das Schweben des Körpers vorgestellt werden (Imagination von Wohlbefinden), während man langsam von eins bis fünf zählt (Konzentration auf die Zahlen, was tranceinduzierend wirkt):

1. Bei »eins« ruhig einatmen und mit offenen Augen nach oben schauen.
2. Bei »zwei« tief ausatmen, während man die Augen langsam schließt.
3. Bei »drei« wiederum ruhig einatmen, die Augen öffnen und mit geöffneten Augen nach oben schauen.
4. Bei »vier« wieder tief ausatmen, während sich die Augen wieder langsam schließen.
5. Bei »fünf« entspannt nachgeben und seinen Körper schweben lassen.
6. Nach ein paar ruhigen Atemzügen nachfühlen, wie sich mit jedem »Aufatmen« mehr Wohlbehagen ausbreitet.
7. Nach weiteren ruhigen Atemzügen alles Ungute hinter sich lassen und an einen schönen Ort schweben, an dem man sich aufgehoben und geborgen fühlt. Dort für geraume Zeit verbleiben.
8. Anschließend als Person wieder wach und klar ins Hier und Jetzt zurückkehren, der Körper aber soll in dem heilsamen Schwebezustand verbleiben.

Mögliche Formulierung für die Selbsthypnose zu Punkt 7:

> Ich lasse beim Ausatmen meinen Körper schweben ...
> ich brauche nicht zu wissen ... und auch nicht zu verstehen, wie das geht ...
> ich brauche es mir nur zu denken: »Ich lasse meinen Körper schweben« ...
> und er schwebt auf meinem Atemstrom dahin ...
> *Im Rhythmus der Atemzüge gesprochen*
> Er schwebt dahin ... und ich mit ihm ... er schwebt dahin ... und ich mit ihm ...

er schwebt dahin ... und ich mit ihm ...
Und ohne besondere Wünsche und ohne besonderes Wollen
sinke ich mit jedem Dahinschweben tiefer und tiefer in eine angenehme Trance ...
Mein Körper schwebt dahin ... und ich mit ihm ...
und tiefe Ruhe erfüllt mich ... so schön!

Mein Schmerzmagnet – zieht den Schmerz heraus

Inhalt: Diese Hypnose eignet sich besonders für schneidende und stechende Schmerzen. Nach der Hypnoseinduktion begeben Sie sich in der inneren Vorstellung auf eine Wiese. Die Luft ist rein, klar und wohltemperiert. Nach einer Weile kündigt ein Sirren eine majestätische Wolke an, die den »Schmerzmagneten« mit sich trägt. Die Wolke bleibt direkt über Ihnen stehen und gibt einen großen, rhomboidförmigen Magneten frei. Er schillert metallisch-silbern im Sonnenlicht. Nach und nach positioniert er sich im richtigen Abstand und beginnt, um Sie herumzukreisen. Die angenehm magnetische Kraft ist sofort spürbar. Und auf einmal geschieht das Wunderbare: Begleitet von einem kühlenden Windzug, zieht der Magnet die Schmerzen aus dem Körper. Es fühlt sich jedes Mal an, als ob ein Dorn aus dem Fleisch gezogen würde. Sobald der Magnet sein Werk vollendet hat, schwebt er zurück zu seiner Wolke, aus der jetzt ein kühlendes, bläuliches Gel auf Sie herunterregnet. Danach schwebt die Wolke bis über einen See, wo die Schmerzen mit einem deutlichen »Plopp!« ins Wasser fallen. Jedes »plopp!« vertieft die heilsame Hypnose.

Ich habe die Augen geschlossen ... lehne mich zurück ...
Ich brauche nichts zu tun ... ich brauche nichts zu verstehen ...
alles läuft nun von selbst ... alles ist richtig ... alles kann ... nichts muss ...
und mit Hypnose ist vieles möglich ... auch, dass es mir gleich besser geht ...

Ich mache regelmäßige Atemzüge ...
und wenn ich nur ein klein wenig langsamer atme ...
werde ich innerlich schon ruhiger ...

Ganz natürlich atme ich durch die Nase ein ...
... und ganz natürlich durch die Nase wieder aus ... sehr gut ...

Nun lasse ich beim Ausatmen die Luft durch die Kiefermuskeln fließen ...
Der Luftstrom fließt durch die Kiefermuskeln ... leicht und frei ...

Bei jedem Ausatmen ... strömt die Luft durch diese kleinen, aber starken Muskeln ...
und entspannt mich mehr und mehr ...

Ganz von selbst fließt aber bald der Luftstrom auch durch die gesamte Gesichtsmuskulatur ...
entspannt und gelöst ... auch meine Schläfen ... und meine Stirne ...
bei jedem Ausatmen ... mehr und mehr ... leicht und frei ...
Auch die Augenregion entspannt sich ...

Die Kiefer ... entspannt und gelöst ... die Schläfen ... entspannt und gelöst ...
die Stirne ... entspannt und gelöst ... die Augenpartie ... entspannt und gelöst ...

Entspannung und Gelöstheit fließen weiter und weiter ... zum Hinterhaupt ...
vom Hinterhaupt zum Nacken ... und vom Nacken in die Schultern ...
völlig von selbst ...

Und ich atme weiter ganz natürlich durch die Nase ein ...
und beim Ausatmen lasse ich meinen Atem einfach ausströmen ... als ob ...
ich vorsichtig gegen eine zarte Vogelfeder blasen würde ...

Immer wieder blase ich gegen die zarte Feder ... leicht wiegend schwebt sie in der Luft ... Und ich selbst fange an zu schweben ... und schwebe an einen Ort ... wo ich gerne bin ... in die Landschaft, die mir guttut ... genau dahin, an den schönsten Platz ... wo ich mich am wohlsten fühle ...
und es ist ein warmer, sonniger Tag ...
Das Gras ... riecht herrlich ... vielleicht extra für mich?
Die Blumen ... in allen Farben leuchtend ... nicken mir freundlich zu ...

Die Luft ist so rein, klar und wohltemperiert ...
das Land gesättigt von Sonne ... und Sommer ...

Ich schaue versonnen in den Himmel ... in diesen blauen Himmel ...

mit den weißen Kondensstreifen der Flugzeuge ... die hoch am Himmel in die Ferne reisen ...

Nach geraumer Weile vernehme ich ein Sirren in der Luft ... und ich entdecke am Himmel eine besonders schöne Wolke, und ich weiß:
Diese Wolke trägt ihn mit sich ... meinen silbern schimmernden »Schmerzmagneten« ... ...

Sie segelt näher und näher heran ... und zu mir hin ...
je näher, desto tiefer wird die Hypnose ... und die Wolke bleibt direkt über mir stehen ...

Mein Schmerzmagnet gleitet zu mir herunter auf die Wiese ...
Er positioniert sich nach und nach im richtigen Abstand ...
ich verspüre sofort seine Kraft ...

Und auf einmal geschieht das Wunderbare! Ein kühler Windzug ... und schon zieht der Magnet Schmerz um Schmerz aus meinem Körper.
Er zieht einen nach dem anderen ... Schmerz um Schmerz ... zielstrebig, aber sachte heraus ...
Und das fühlt sich jedes Mal an, als ob ein Dorn aus dem Fleisch gezogen würde ...
Entlastend ... erleichternd!

Und immer wieder positioniert sich der Magnet neu ... richtige Stelle, richtiger Abstand ...
Es dauert ... dauert eine Weile, bis alle Arbeit getan ... der Magnet arbeitet gründlich ...

Sobald für heute genug erledigt ist ... öffnet sich die Wolke ...
und lässt kühlend bläuliches Gel herunterregnen ... es lindert ... beruhigt ...

Der mit den Schmerzen bepackte Magnet aber kehrt gemächlich zu seiner Wolke zurück ...

Die Wolke zieht weiter ... wieder mit dem gleichen Sirren ...
sie fliegt mit dem Magneten bis über einen großen, großen See ...
Und ich höre ... »plopp« ... »plopp« ...«plupp« ...«plopp« ...«plopp« ...«plipp« ...

Hier wirft der Magnet die Schmerzen, die er bei mir rausgezogen hat, ab ...

Und jedes »Plopp« vertieft meine Hypnose, und der Körper kann sich grundlegend erholen.
Heilung kann sich vollziehen ... »plopp« ... »plopp« ... »plupp« ... »plopp« ... »plopp« ... »plipp« ...

Ich liege urgemütlich da ... tief entspannt und gelöst ...
bis in die kleinste Muskelfaser ...
überall tief entspannt und gelöst ...

Ich genieße das ausgiebig und werde erst zu gegebener Zeit von sieben bis eins zählen und ...
wieder ins Hier und Jetzt zurückkehren ... mit einem Lächeln im Gesicht.

Raus aus dem Schmerz – eine zügige Schmerzentlastung

Die ruhige Atmung, das kurzeitige Annehmen des Schmerzes, dann die Distanzierung und eine allgemeine Ablenkung sind die Wirkfaktoren der Erleichterung. Die Ablenkung weg vom Schmerzgeschehen wird Ihnen nicht nur guttun, sondern dem Körper gleichzeitig auch die Möglichkeit geben, die Ursache an sich im Positiven zu beeinflussen. Automatisch werden weniger Stresshormone ausgeschüttet. Der Blutdruck wird stabilisiert, der Puls normalisiert und das Allgemeinbefinden hebt sich. Die Entzündung wird beruhigt, das Gewebe schwillt ab und die Wunden heilen leichter. Ja, und sogar das Immunsystem profitiert.

Schätzen Sie jetzt bitte die Stärke des momentanen Schmerzempfindens ein, und zwar auf einer Skala von null bis zehn. Null ist »kein Schmerz«, zehn ist »starker Schmerz«.

Wo steht jetzt der Zeiger auf der Skala von null bis zehn?

Merken Sie sich bitte das Ergebnis.

Gehen Sie nun in elf Schritten durch diese Hypnose!

Nach jedem Schritt machen Sie eine kleine Pause, damit die gewünschten Veränderungen eintreten können.

Nach einer kurzen Phase der neuartigen Betrachtung Ihres Schmerzes werden Sie sich langsam davon wegbewegen und sich auf etwas anderes konzentrieren und sich entspannen.

1. Schritt: Seien Sie offen für Veränderung! Es wird Ihnen vermutlich leichtfallen.
Auch wenn Sie mit dem Schmerz schon eine lange Geschichte haben, seien Sie jetzt einfach offen für eine andere Sichtweise! Seien Sie neugierig!
2. Schritt: Nehmen Sie Ihren Atem achtsam wahr.
Falls Sie Ihre Augen noch nicht geschlossen haben, schließen Sie sie jetzt und konzentrieren sich rein auf Ihre Atmung. Nur das! Ihr Atem fließt ruhig und regelmäßig.
Sie sind mit Ihrer Aufmerksamkeit ganz bei Ihrem Atem: Sie atmen ein ... und die Luft strömt wieder hinaus ... in aller Ruhe ... ein ... aus ... in aller Ruhe ... ein ... aus ... Ruhe ... gut!
3. Schritt: Nehmen Sie den Schmerz aktiv da wahr, da, wo er gerade ist.
Fokussieren Sie sich jetzt bitte kurz auf den Schmerz. Nehmen Sie ihn wahr, aber bitte ganz neutral, ganz nüchtern. Nehmen sie ihn wahr, als ob er gerade neu für wäre oder Ihnen neu begegnete. Sagen Sie ihm »Hallo«, »Grüß Gott!«, oder »Hi!«, was auch immer für Sie richtig ist.
Und jetzt kommt schon der nächste Schritt, das ist der:
4. Schritt: Nehmen Sie den Schmerz aktiv wahr, und akzeptieren Sie ihn.
Das ist vielleicht viel verlangt, aber es ist nur ein Zwischenschritt, der Übertritt zum nächsten Schritt.
Nehmen Sie den Schmerz bitte weiterhin wahr und nehmen ihn an, so, wie er ist.
Bitte fühlen Sie sich auf keinen Fall irgendwie bemüßigt zu reagieren oder ihn irgendwie beeinflussen zu müssen oder verändern zu wollen. Widerstehen Sie dem Drang, irgendwas gegen ihn tun zu müssen! Nur annehmen!
Das ist schon alles. Wahrnehmen und akzeptieren. Und das ist schon genug. Gut!
5. Schritt: Erlauben Sie sich nun, nachzulassen und Ihrem Körper zu vertrauen.
Sie brauchen nicht zu wissen, wie, aber Sie werden ruhiger, entspannen sich mehr und mehr ... sehr gut so ... sehr schön ... atmen Sie ruhig und regelmäßig ...
Ihr Körper weiß, was er tun muss, damit Sie sich besser fühlen ... mhmm ...
Es ist seine Aufgabe, Schmerz zum Abklingen zu bringen. Vertrauen Sie Ihrem Körper!
Und erlauben Sie sich, sich noch mehr zurückzulehnen!

6. Schritt: Beobachten Sie, wie Sie automatisch mehr und mehr Abstand gewinnen.
Vielleicht mögen Sie schon bemerken, wie der Abstand zu den unangenehmen Gefühlen größer ... und größer wird ... die Distanz immer weiter und weiter ... auf überraschende Art und Weise immer weiter ... alles rückt immer weiter weg ... weiter weg in die Ferne ...
7. Schritt: Schauen Sie jetzt noch mal aus einem anderen Blickwinkel auf den Schmerz.
Beobachten Sie den Schmerz ruhig weiterhin, aber nun wie aus anderer Perspektive ...
und immer aus weiterer Ferne!
Vielleicht mögen Sie im inneren Erleben mal ein Fernglas nehmen ...
Sie wissen, wenn man es falsch herum hält, sieht man alles nicht näher und größer, sondern kleiner ... und weit ... weit weg ...
So schauen Sie doch mal wie durch ein Fernglas ... nur ... halten Sie es falsch herum! Probieren Sie mal! Alles wird kleiner, selbst der Schmerz ... er schwindet ... weit, weit weg ...
Oder: ...
Vielleicht lieben Sie es, durch eine schöne Stadt zu flanieren ... Schaufensterbummel ... per Zufall entdecken Sie den Schmerz in der Auslage eines Schaufensters, an dem Sie gerade vorüberschlendern?
Und schon sind Sie weitergewandert, und Ihr Blick fällt auf ganz andere Dinge ...?
Ein Sommergewand? Ein Sportgerät? Ein Plakat mit der Werbung für eine Ferienreise?
Was Leckeres zum Essen? Oder ... alles zusammen?
Jetzt gibt es eine kleine Herausforderung, denn die Trance wird kurz unterbrochen, um sich danach aber gleich um ein Vielfaches zu vertiefen.
Es ist der ...
8. Schritt: Überprüfen Sie nun die Wirkung.
Öffnen Sie bitte nun für einen Moment Ihre Augen, und überprüfen Sie Ihr Befinden.
Kurz die Augen auf! Stellen Sie fest: Was hat sich verändert?
Prägen Sie sich die Veränderung deutlich ein! Gut!
Schließen Sie jetzt wieder die Augen und atmen ruhig und regelmäßig.
9. Schritt: Erleben Sie nun, wie die Hypnose sich automatisch vertieft und Wohlbehagen Sie erfüllt.

Und jetzt, ganz nach Wunsch: Legen Sie sich in Fantasie auf eine wunderbare Liege in einem Park ... oder vielleicht sogar aufs Wasser in einem Thermalbad ...
oder in einer kleinen Meeresbucht ... schwerelos ... leicht ... vielleicht auch auf einer Luftmatratze ...
Sie liegen so bequem ... schwerelos ... leicht ...
schauen in den blauen Himmel über sich ... und lassen sich einfach ein wenig treiben ...
während alles Unangenehme hinweggespült wird ...
und Sie über sechs Stufen noch ein bisschen tiefer in Hypnose sinken ...
eins ... zwei ... drei ... für noch mehr Wohlbefinden ... vier ... fünf ... sechs ...
beim so bequemen Liegen und Dahintreiben.

10. Schritt: Intensivieren Sie Ihre Hypnoseerfahrung.

Beim bequemen Liegen und Dahintreiben fühlen wir uns so leicht, unbeschwert und frei ... nicht wahr? Und vielleicht erinnert Sie das gerade an etwas, was Sie gerne tun?
Was Sportliches vielleicht? ... Tanzen ... oder Wandern ...
Oder Musizieren ... Malen ... oder Singen?
Und Sie genießen das jetzt mit allen Sinnen ...
riechen ... hören ... schmecken ... sehen ... Ihr angenehmes Sein ...

11. Schritt: Sie speichern diese Erfahrung ein und machen sie abrufbar.

In Zukunft werden Sie sich hiermit unversehens wohler fühlen: Ruhig atmen, das Gefühl annehmen, ohne reagieren zu müssen. Abstand nehmen, aus der Ferne noch mal betrachten, dem Körper vertrauen und in Wohlbefinden gleiten ... und da verbleiben.
Überprüfen Sie nun den Zeiger auf der Skala! Wo steht er?
Gut! Kompliment!

Sieben beispielhafte Selbstsuggestionen zur Schmerzlinderung und -bewältigung

Jede/r kann sich selbst gute Suggestionen formulieren, die die typischen Trancephänomene aufgreifen. Hier ein paar beispielhafte Selbstsuggestion:

- *Die letzte Schmerzattacke vergessen.*

  Selbstsuggestion: »Und bald werden alle unangenehmen Gefühle unwichtiger und unwichtiger, und ich fange an zu vergessen und achte nur noch darauf, wie ich beginne, mich wohler zu fühlen!«

- *Abstand nehmen von Schmerzen.*
  Selbstsuggestion: »Und ich entferne mich mehr und mehr von den unangenehmen Gefühlen, und weit weg in der Ferne lösen sie sich in ein wundervolles Nichts auf.«
- *Schmerzhafte Zeiten als schneller vergehend empfinden.*
  Selbstsuggestion: »Zeit läuft schneller als sonst. Wer kennt das nicht: Kaum hat der Tag begonnen, schon ist er auch vorbei. Und Zeit verfliegt!«
- *Schmerzfreie Intervalle dagegen als länger ausgedehnt erleben.*
  Selbstsuggestion: »Die gute Zeit wird mir lang vorkommen, wie ein schöner Urlaubstag.«
- *Abtauchen in eine heilsame Fantasiewelt.*
  Selbstsuggestion: »Jetzt geh ich in meinen Heiltempel (kühlenden Pool, Hängematte), da fühle ich mich so richtig wohl!«
- *Sich einer guten Situation in der Vergangenheit erinnern und sich in dieses Erlebnis gedanklich und gefühlmäßig vertiefen.*
  Selbstsuggestion: »Und nun kann mir die schöne Situation von früher in Erinnerung kommen. Und es wird für mich sein, als wäre es jetzt! Und ich mittendrin.«
- *Die Zukunft (nach Überwindung der jetzigen Situation) ausmalen, sich darauf freuen.*
  Selbstsuggestion: »Ich kann innerlich immer in die Zukunft wandern, in eine Zeit, in der alles wieder gut ist. Und das erlebe ich jetzt ganz real.«

17. Tiefe Hypnose löst Zwang mit Liebe

Ziel der Behandlung von Zwangsgedanken und Zwangshandlungen ist ein Aufbau von und das Vertrauen in das eigene gesunde Denken, Handeln und Erleben und damit direkt verbunden die Auflösung unproduktiver Reaktionsweisen. Vor dem Hintergrund, dass jedes Verhalten Sinn hat, wenn man den Kontext versteht, muss als Erstes die Wertschätzung der Symptomatik, egal wie störend, unangenehm oder peinlich sie sei, erfolgen. Sie muss als eine positive, passagere Lösung auf eine Herausforderung anerkannt werden. Jede Zwangssymptomatik hat ihre ihr innewohnende Logik und ihren Gewinn, was es in der Therapie zu entschlüsseln gilt. Die Erkenntnis darüber muss auf der bewussten, aber vor allem unbewussten Ebene erfolgen.

Während der Ausübung von Zwangsverhaltensweisen lassen sich dissoziierte Bewusstseinszustände erkennen, die betreffenden Personen agieren wie in einer Problemtrance.

In der hypnotherapeutischen Behandlung ist deshalb die Erfahrung einer guten, positiven Trance ein erster wichtiger Schritt. Das Erlernen tiefer Hypnose, die an sich immer heilsam ist, ist für Menschen mit Zwangssymptomatik von wesentlichem Vorteil, weil sie dabei lernen, nachzulassen, sich dem unbewussten Wissen anzuvertrauen und sich dabei sicher zu fühlen. In so einer tiefen Hypnose können zudem passende Suggestionen für Muster- und Verhaltensänderungen gegeben werden.

Die folgende Selbsthypnoseanleitung sollte ganz in Ruhe und sehr langsam gesprochen werden, mit sehr viel Pausen für die Möglichkeit unbewusster Reaktionen und tiefer innerer Arbeit. Sie hat obigem Prinzip entsprechend folgenden Aufbau:

Es ist als Erstes die Selbstverständlichkeit von normalen körperlichen Vorgängen und normalen seelischen Gefühlen angesprochen.

Die Symptomatik, wird als sinnvoll anerkannt und gewürdigt.

Daraufhin wird sehr wertschätzend mit sich selbst und dem inneren kindlichen Anteil in sich umgegangen und eine liebevolle innere Zuwendung gefördert.

Es wird angesprochen, dass die Vergangenheit nicht zu verändern ist, aber die Gegenwart die Möglichkeit bietet, Veränderungen in die Wege zu leiten, und zwar selbst.

Veränderungen können von allein geschehen, innere Muster können sich öffnen und neue Wege aufzeigen, alles in voller Wertschätzung für sich selbst.

Dies geschieht aber eben nicht nur auf dem bewussten Wege, sondern vor allen Dingen auf der unbewussten Ebene im Nachlassen, im Anerkennen, im Vertrauen und in der Offenheit für neue Reaktions- und Erlebnismuster.

Eine tiefe Hypnosesequenz von längerer Dauer schließt die Selbsthypnose ab.

Diese Selbsthypnose hat vielfach sehr positive Effekte hervorgerufen und ist einfach zu praktizieren. Eventuell müssen Details auf persönliche Befindlichkeiten und Themen zugeschnitten werden, aber der Text sollte dabei nicht viel länger sein.

Sprechen Sie sehr langsam, lassen Sie sich viel Zeit!

Sicherer Halt in liebevoller Geborgenheit

Ich lehne mich zurück ... und atme ruhig durch ...
und ich sage mir: Ich brauche nichts zu tun ... und ich brauche jetzt nichts zu verstehen.
Zeit vergeht ... ganz von selbst ... mein Atem fließt ... ganz von selbst ...
und ich höre mich zu mir sprechen ... ganz von selbst ...

Und während ich langsam von eins bis neun zähle, kann ich mehr und mehr nachlassen ...
und mich zurücklehnen ...
eins ... die Rückenlehne spüren ...
zwei ... den Sitz unter meinem Po spüren ...
drei ... der Stoff unter meinen Händen ... die Kopflehne am Hinterhaupt ...
vier ... den Boden unter meinen Füßen ...
fünf ... die Luft in meinen Lungen ...
sechs ... sieben ... die Ruhe in meinem Gemüt ...
acht ... und Hinwenden zu dem, was ich erzielen möchte ...
neun ... innerlich freier und selbstverständlicher und ruhiger zu sein ...
und mich einfach wohlfühlen ...

Eins ist klar: Mein Körper ist fähig zu ganz normalen ... sinnvollen Handlungsabläufen ...
bei welcher Tätigkeit auch immer ... ganz selbstverständlich ...
mein Geist ist fähig zu ganz normalen ... sinnvollen Gedankengängen ...
für welches Thema auch immer ... ganz selbstverständlich ...

Ich habe ... unbewusst ...
etwas in meine Handlungsabläufe und Gedankengänge eingebaut ...
etwas, das sinnvoll war ... und mir geholfen hat ... und es war »psycho-logisch« sinnvoll ...

Das Symptom beim *(... einfügen ...)* war sinnvoll ...
das mit dem *(... einfügen ...)* war sinnvoll ...
Und es ist wichtig, das von außen so zu sehen ... und von innen so zu bewerten ...
und dazu einfach mal »Ja« zu sagen.

Ja, das *war* sinnvoll ... bis jetzt ... ja, das hat mir geholfen ... wie auch immer ...
Ich akzeptiere es ... das macht mich frei ... und das ist erlösend!

Und ich bin der/die Erwachsene ... und weiß so viel ...
und habe viel Lebenserfahrung und viel Gefühl ... und eine große Bandbreite ...

Ich habe aber auch immer noch das Kind in mir ... das kleine ... das noch etwas braucht.
Und was es braucht ... das weiß ich bewusst ... und unbewusst.

Und während ich jetzt einfach ruhig atme ... und nichts Besonderes zu tun brauche ...
und einfach offen bin für Entwicklungen ... kann ich mich um das Kleine kümmern ...
um das Kind ... und ihm das geben, was es braucht ... um selbstverständlicher zu werden ...

Und es sind Gefühle ... und Bilder ... die man in Wörter übersetzen kann ...
die ähnlich lauten wie: »Du bist willkommen« ... »Du bist richtig, so wie Du bist« ...
»Du bist liebenswert« ... »Du musst nichts beweisen« ...

Und manches kann man nicht in Worte fassen ...
es sind wohl einfach warme Liebesströme, die Halt geben ...
Wärme ... Ruhe ... Wohlbefinden ...

So gehe ich zu mir hin ... und sehe, wie ich zu mir hingehe ...
und so sinke ich in mich hinein ... und sehe, wie ich so in mich hineinsinke ...

und ich fühle das ... ich komme in mir an ... und ich sehe es ... und ich fühle es ...
Und da, wo ich angekommen bin, merke ich, wie der Raum größer wird ...
weiter ... wohliger ... und heimeliger ...

Und wahrscheinlich werde ich bald herausfinden ...
dass ich immer noch etwas Neues hinzufügen kann, damit es sich wohler anfühlt ...
und dass sich jeden Tag eine neue Möglichkeit bietet, dass es sich sicherer anfühlt ...
und ich werde daran Freude haben zu beobachten ...
wie es ruhiger in mir wird ... gelassener ... stabiler ...

Wer weiß, besser als ich, dass man an seiner Geschichte nichts verändern kann ...
aber dass man im Heute, im Jetzt ... immer etwas hinzufügen kann ...
und sich erobern kann ... und für sich *selbst* bewirken kann ... um zu heilen ...
und sich auch immer wieder neu zu erfinden ... um vorwärtszugehen ...
und mit jedem Schritt stabiler zu werden ...

Und weil ich das weiß ... kann sich das Körpergedächtnis jetzt aktivieren ...
und zurückfinden ... zu einem völlig normalen Bewegungsbild ...
und ich fühle mich gehen ... fühle, wie ich beginne zu laufen ...
in einem völlig normalen, gesunden, runden Ablauf ...
auf federndem Boden ... der mich beschwingt nach vorne trägt.

Der Wind im Gesicht ... die Gedanken frei ... die Energie im Flow ...
Und meine Aufmerksamkeit bei der frischen Luft ... der Weite um mich herum ...
und der Energie, die ich entwickele ... und der Körper ... in harmonischem Ablauf ...
und nichts ist selbstverständlicher als das.

So verwehen unnütze Gedanken ... mit dem Wind ...
weil ich nach vorne ausschreite ... der Kopf freier ... die Gedanken immer neuer ...
und ich spüre mich auf eine neue, intensive Art und Weise sehr befreit ...
und dabei halte ich mein inneres Kind im Arm ...

Und der Kopf wird ruhiger ... die Seele heiterer ...
die Gedanken beschäftigen sich mit interessanten Dingen ...
und der Körper ... reagiert gesund und normal ... mit harmonischen Bewegungsabläufen ...
so wie es eigentlich seine Natur ist ...

Bald werde ich verwundert feststellen, dass es anders ist ...
und ich werde wertschätzend auf all *das* zurückblicken ...
und auch auf *mich* wertschätzend zurückblicken ...
dass ich das alles so gemacht habe, *wie* ich es gemacht habe ... denn es war in Ordnung so ...
es waren die Zwischenschritte, die ich gebraucht habe, um weiterzukommen ...
um *die/der* zu werden, die/der ich bin.

Aber jetzt sinke ich für die nächsten 15 Minuten erst mal ganz tief in Hypnose und fühle mich einfach nur noch wohl ...

18. Glückliche Zähne

>> Gibt es etwas Unangenehmeres als einen Zahnarztbesuch? Wohl kaum!

Gibt es etwas Schöneres als Urlaub – Sonne – entspanntes Träumen? Wohl kaum!

Und beides gleichzeitig?!? Wäre das möglich, so könnte der Besuch beim Zahnarzt doch viel zuversichtlicher vereinbart und wahrgenommen werden. Das Bild von gesunden Zähnen, frischem Atem und befreitem Lachen wäre keine Utopie mehr, sondern ein realistisches Ziel.

Hypnose in Eigenregie, abgeschirmt zu Hause, gemütlich an einem Wohlfühlort hingekuschelt, lässt auf innerer Bühne erleben, dass das Unbewusste an einen wunderbaren Urlaubsort verreist, ans Meer. Alle Sinne sind aufmerksam: riechen die gesunde, frische Luft, spüren die wärmende Sonne auf der Haut, das angenehme Licht durch die geschlossenen Augenlider. Währenddessen arbeitet das professionelle Team zügig, sicher und zuverlässig und der Mund arbeitet brav mit, wie eine ferngesteuerte Puppe: mehr auf – mehr zu – Unterkiefer nach rechts – nach links. Kaum hat die Arbeit begonnen, ist sie auch schon getan. So vorbereitet, muss der nächste Zahnarztbesuch nicht angstvoll erwartet werden, sondern kann mit der Zuversicht wahrgenommen werden, dass alles mit der eigenen inneren Distanz routiniert ablaufen kann. <<[5]

Und was brauchen Zähne außer Pflege und guter Behandlung noch zu ihrem Glück? Schlaf ohne »knirsch«! Und da heißt es: Wer seiner Kraft vertraut, braucht nicht verbissen zu sein.

Die Reise mit dem Delfin

Ziel: Beim Zahnarzt entspannt am Strand, für gesunde Zähne, frischen Atem, befreites Lachen
Technik: Den Text langsam und mit Pausen auf einen Tonträger sprechen und dies vor dem Zahnarztbesuch einige Male mit geschlossenen Augen in Ruhe hören. Ein Säckchen mit Linsen, Muscheln, Steinchen und anderen kleinen Überraschungen fördert die hypnotische Dissoziation.[6]

5 Text von Prof. Dr. Elisabeth Gödde zur CD für Wohlbefinden beim Zahnarzt (»Das Seepferdchen« von Agnes Kaiser Rekkas, erhältlich unter https://www.carl-auer.de/das-seepferdchen [25.1.2023]).
6 Ein solches Säckchen ist erhältlich beim Hypnos-Verlag, https://hypnos.de [25.1.2023].

Es wird ein wunderbarer Zahnarztbesuch ... mein Zahnarzt wird begeistert sein ...
Während der ganzen Behandlung bin ich super entspannt ... entspannt am Strand ... denn warum sollte ich es mir nicht einfach gut gehen lassen?

Ich lehne mich gemütlich auf der Zahnarztliege zurück ... wie auf der Strandliege ... nur bequemer ... ich schließe die Augen ... und nehme unter geschlossenen Augenlidern warme Sonnenstrahlen wahr ... angenehm gedämpft ...

Was gibt es Besseres? Die anderen arbeiten ... ich habe frei ...
Ich vertraue meinem Behandler ... ich vertraue in seine Erfahrung ... ich vertraue in das Equipment ... und ich vertrau auch mir selbst ... ich bin vollkommen sicher, es wird hochprofessionelle Arbeit getan ... und Zeit vergeht wie im Flug.

So gebe ich meine Zähne (mein Zahnfleisch/meinen Kiefer) einfach dort vorne ab ... wie zur Reparatur ... wie ein Auto in die Werkstatt ... und genieße, dass alle Personen nur für mich da sind ... konzentriert auf mein Ziel: gesunde Zähne ... frischer Atem ... befreites Lachen ...

Ich aber mach es mir schön!
Meine Atemzüge werden ruhiger ... und tiefer ... und ich merke, wie gut mir das tut ...
Eins ... zwei ... drei ... und schon bin ich an einem Strand mit feinen Kieselsteinen ... schon verändert sich meine Wahrnehmung ... Klappern von Instrumenten hört mein Ohr als Klickern der Kieselsteine ... Geräusche des Absauggerätes sind das Rauschen des Meeres ... manchmal sprüht mir frische Meeresgischt ins Gesicht ...

Und genau diese Wahrnehmungen sind es, die mich wissen lassen, ich bin an meinem Ort am Meer ... und da bin ich wirklich gerne ... ich fühle mich erstaunlich gelassen ... und die Hypnose vertieft sich ganz von selbst ...

Meine Konzentration ist vollkommen hier ... am Strand ... ich schlendere am Wasser entlang ... meine Füße federn elastisch vom Boden ab ... Schritt für Schritt ... meine Arme schwingen locker ... vor und zurück ... mein Kopf ist leicht ... meine Stimmung heiter ...

Ich atme tief die jodhaltige Brise des Meeres ... und erfreue mich an den Farben der Natur ... vor mir die malerische Küstenlinie ... über mir die weißen Wolken am tiefblauen Himmel ...

Mein Herz schlägt ruhig und regelmäßig ... pumpt entspanntes Blut durch meine Adern ... ein tief wohliges Gefühl ... ich wandere am Strand ... höre das Plätschern der Wellen ... und Klickern der Kiesel, mit jeder Welle herangespült ... und wieder zurück ins Meer genommen ... die Rufe der Möwen ... den Wind, der durch das Seegras streicht ... das Tuten des Schiffes in der Ferne ... und meine Hypnose wird tiefer ...

Meine linke Hand wird leichter und leichter ... ich fühle, wie sie sich abhebt ... sie schwebt höher und höher ... wie eine Möwe ... und ich sinke noch tiefer in Hypnose ... vergesse alles um mich herum ... es ist so schön hier ...

Vollkommenen in meinem Erleben spiele ich nur mit, wenn ich aufgefordert werde:
»Den Kopf ein wenig drehen ... den Mund mehr öffnen ... mehr schließen!«

Ich folge automatisch ... wie eine Puppe, die auf ein Signal reagiert ...
»Bitte den Mund ein wenig mehr öffnen ... mehr schließen ... den Kopf mehr nach rechts ... mehr nach links ... bitte aufsitzen ... bitte ausspülen ... bitte wieder zurücklehnen!«
Ich folge automatisch ... wie eine Puppe ... in Wirklichkeit bin ich am Strand ... wandere am Saum des Wassers ... und fühle mich richtig wohl ... leicht und frei ... vogelfrei ...

Die wunderbare Meeresluft kühlt meine Atemwege und macht sie feucht und weit und glatt ... die Atmung fließt frei und leicht ... ein und aus ... frei und weit ... die jodhaltige Luft des Meeres tut so gut!

Meine Aufmerksamkeit wird auf ein schönes Plätzchen gelenkt ... und während meine linke Hand sich langsam senkt, lasse ich mich hier nieder ... meine Hand fühlt Kiesel und Sand ... sie spielt damit ... und gräbt eine kleine Höhle ... und meine Hand fährt in diese Höhle hinein ... *(Die Hand in das Säckchen stecken.)*

Meine Hand begegnet kleinen Kieseln ... Muscheln ... die Finger erkunden alles genau ... ich bin ganz in meiner Hand ... in meinen Fingern ... sie wandern durch die kleinen Dinge des Meeres ... während angenehmes Licht auf mich scheint ... und das Leben draußen weitergeht.
Meine Ohren hören muntere Wellen plätschern ... meine Finger ertasten kleine Kieselsteine ... geglättet von der Bewegung des Meeres ... meine Hand findet kleine Meerestiere ... winzige Krabben ... Sandgeriesel ...

Ein Delfin nimmt mich mit auf Reisen ... ein Manta schwebt elegant vorbei ... und auf Aufforderung mache ich den Mund mehr auf oder mehr zu ... wie ferngesteuert arbeite ich mit ... wie eine Puppe ... meine Aufmerksamkeit aber ist hier ... ich reise zu den Seeanemonen ...

In der Muschel rauscht das Meer ... erzählt Geschichten ... Seesterne winken mit roten Armen ... das Seepferdchen frisst Gras ... Seegras ... und ich sinke in einen Traum ...

Mein Behandler staunt, wie gut es mir geht ... auch die Helferinnen staunen ... und alles geht flink von der Hand ... ich selbst aber bin die Ruhe in Person ...

Sollen die doch arbeiten! ... ich mach frei ... Ferien ... lass mir von der Muschel erzählen ... aus der Tiefe des Meeres ... ich freue mich an dem Seepferdchen ... es zieht aufrecht an mir vorbei ... verschwindet wieder geheimnisvoll zwischen Seeanemonen ... *(Längere Pause.)*

In der Nacht vor der Behandlung schlafe ich tief und ruhig ... und träume schon von meinem Strand ... am Morgen bin ich aufgeräumt und guter Dinge ... und sobald ich die Praxis betrete, bin ich die Ruhe in Person ... kaum lehne ich mich auf meiner Strandliege zurück ... sinke ich in Hypnose ... und bin am Strand ... denn warum sollte ich all das nicht genießen?

Ich lass die anderen arbeiten ... hochprofessionell ... ich selbst aber mache frei!

Im Vertrauen in meine Kraft – Schlafen ohne Knirschen

Ziel: entspannter Schlaf mit entspannten Kiefern

»Ich brauche nichts zu tun, und ich brauche nichts zu verstehn!« ... gerade für mich bedeutet dieser Spruch sehr viel ...

Ich bin zurückgelehnt und liege gemütlich da, die Augen geschlossen ... Ich bin einfach da und atme ... leicht und frei ...

Es ist angenehm und luftig ... und ich fühle bald mich wie sanft getragen ...
ich kann gelassen nachgeben ... mich richtig schön sinken lassen ...

bei jedem Ausatmen mehr ... und draußen weht sachte der Wind durch die Bäume ...

Und beim Einatmen *sage* ich mir innerlich: »Ich bin willkommen.«
Und beim Ausatmen: »Ich bin willkommen hier ... willkommen in mir!«

Beim Einatmen: »Ich bin willkommen.«
Und beim Ausatmen: »Ich bin willkommen hier ... willkommen in mir.«
»Ich bin willkommen ... ich bin willkommen hier ... willkommen in mir.«

Und ich *höre* meine Stimme sagen:
»Ich bin willkommen ... ich bin willkommen hier ... willkommen in mir ...!«
Und mit jedem »Willkommen« finde ich näher zu mir hin ...

Und ich beginne zu *spüren*: »Ich bin willkommen in mir ... ich fühle mich eins mit mir.«
»Ich bin willkommen in mir ... ich fühle mich eins mit mir.«

Spannung fließt ab ... fließt ab ... fließt ab bei jedem Ausatmen ...
der Mund leicht geöffnet ... vollkommen gelöst ... fließt Spannung ab ...
fließt durch den leicht geöffneten Mund hinaus ... bei jedem Ausatmen ...

Ich blase alle Spannung hinaus, so wie der Wind die Gassen sauber fegt ...
der Wind, der die Rosen schaukeln lässt ... alle Spannung hinaus!
Die Spannung habe ich gar nicht nötig ... eine kompetente Person wie ich ...
mit so viel Lebenserfahrung, so viel Willen und so viel Energie ...
so viel Kreativität, so viel Talent ...

Der Kopf wird frei ... die Augen liegen entspannt in den Augenhöhlen ...
die Augenbrauen umrahmen entspannt die Augen von oben ... völlig entspannt ...
die Schläfen entspannt ... die Stirn glatt ... die Wangen entspannt und gelöst ...
die Muskulatur entspannt und gelöst ... elastisch und frei ... die Nerven erholen sich ...
und senden gesunde, stimmige Impulse ... tags ... und nachts im Schlaf ...
Ruheimpulse ...

Entspannung fließt übers Kinn den Hals hinunter ... übers Hinterhaupt den Nacken hinunter, tiefer und tiefer über die Schultern in die Arme ...
entspannt und gelöst ...

und das Unbewusste lässt den Körper sich erinnern an tiefe Ruhe im tiefen Schlaf ...
in tief erholsamem Schlaf ...

Und wieder erklingt beim Ausatmen dieser kleinen Satz:
»Ich bin willkommen hier ... willkommen in mir!«
Und während ich nun von eins bis sieben zähle ... und einfach weiteratme ...
gleite ich in ungeahnte Ruhe ... meine Hypnose wird tief ... und die Entspannung intensiv ...
1. ... mit mir ...
2. ... ganz dabei ...
3. ... leicht und frei ...
4. ... öffnet sich die Tür ...
5. ... Schritte noch ...
6. ... und bei ...
7. ... durchschreite ich die Tür und werde noch tiefere, ungeahnte Entspannung erleben ...
   tiefe Gelöstheit vom Scheitel bis zur Sohle ...
   tiefe Entspannung ... Weite und Freiraum ...

Ich sinke tiefer und tiefer ... sehr angenehm ... ruhig, gelassen ... ins Zentrum meines Seins ...
Es ist alles gut ... mein Körper wird in diesen tief gelösten Schlaf zurückfinden ...
damit meine Zähne gesund und schön bleiben ... und einfach glücklich!

Und tags und nachts ... und immer wieder ... werde ich automatisch zurückfinden zu dieser tiefen Kraft in mir ... *(Längere Pause.)*

Und je mehr meine Kraft zum Tragen kommt, desto mehr nimmt die Gelöstheit zu ...
und das große Vertrauen, das mich trägt und zuversichtlich macht ...
Ich kann mich behaupten ...
und ich behaupte mich leichthändig, mit entspannten Gesichtszügen ...
tags und nachts ... auf meine eigene, schöne und kreative Art und Weise ...

Ich sinke tiefer und tiefer ... sehr angenehm ... ruhig und gelassen ...
ins Zentrum meines Seins ...
und mein Unbewusstes löst die letzten Knoten ... sorgt für entspanntes Handeln ...
und für tief entspannten Schlaf ... gelöst und friedlich.

19. Hypnose zur Angstlösung

Die Hypnose-Standardtechnik dafür, der Angst zu begegnen und in ein Sicherheitsgefühl einzutauschen, ist »der sichere Ort«. Aber noch sicherer ist natürlich das Wolkenkastell: jederzeit abrufbar, für andere unsichtbar und von phänomenaler Schutzfunktion.

Der sichere Ort (Safe Place)

Ziel: Diese Technik soll die Erfahrung von Sicherheit und Geborgenheit vermitteln. Man kann sich den sicheren Ort frei wählen, er sollte aber nicht zu Hause im Bett sein, sondern eine magische Komponente haben.
Vorgehen:

Schließen Sie bitte die Augen ...
Lassen Sie Gedanken, Vorstellungen oder Bilder aufsteigen von einem Ort, an dem Sie sich absolut wohl- und geborgen fühlen ...

Dieser Ort kann in einem Raum, aber auch im Freien sein ... er kann aber auch an einem Fantasieort sein ...

Finden Sie an diesem Ort nun einen Platz, der Ihnen besonders gefällt und an dem Sie sich komplett sicher fühlen ...

Prüfen Sie nun eingehend, ob Sie sich wirklich rundum wohl- und sicher fühlen ...

Prüfen Sie zuerst, ob das, was Sie sehen, angenehm für Ihre Augen ist ...
Wenn es etwas geben sollte, das Ihnen nicht gefällt, dann verändern Sie es ...

Nun überprüfen Sie bitte, ob Sie etwas hören können und ob es angenehm für Ihre Ohren ist! Wenn nicht, verändern Sie es bitte ...

Ist die Temperatur angenehm?
Wenn nicht, verändern Sie sie bitte ...

Kann Ihr Körper sich so bewegen, dass Sie sich frei fühlen?
Wenn nicht, verändern Sie es bitte ...

Prüfen Sie, ob Sie Gerüche wahrnehmen können und ob sie Ihnen angenehm sind.
Wenn nicht, verändern Sie es bitte, damit Sie sich ganz und gar wohlfühlen an Ihrem Ort ...

Wenn noch etwas zu Ihrer Sicherheit fehlt, verändern Sie das, bis es stimmig und richtig für Sie ist ...

Nehmen Sie nun diejenige Haltung ein, in der Sie sich vollkommen wohlfühlen!

Nun nehmen Sie Ihren sicheren Ort mit allen Sinnen deutlich wahr.

Spüren Sie das gute, geborgene und sichere Gefühl und nehmen es intensiv auf!

Atmen Sie über 24 Atemzüge langsam, ruhig und tief und verankern unauslöschlich das Gefühl von Schutz, Sicherheit und Vertrauen, das jetzt jederzeit abrufbar ist!

Um die Übung zu beenden, können Sie nun wieder Ihren Körper wahrnehmen, zurück in den Raum kommen und den Kontakt der Füße mit dem Boden fühlen.

Sie können nun die Augen wieder öffnen ... aufgetankt mit Sicherheit.

Mein Wolkenkastell – geschützt, sicher und geborgen[7]

Jetzt atme ich erst mal ganz gemütlich durch ...
Ich atme auf ... und atme ab ...
auf ... und ab ...
und komme innerlich zur Ruhe ...

Ich bin hier ... an meinem gewohnten Platz ...
gemütlich und warm ... und ziehe meine Antennen ein ...
so nehme ich ... mit jedem Atemzug mehr ... alle Aufmerksamkeit zu mir hin ...

Ich spüre, wie ich liege ... wie mein Kopf zurückgelehnt ist ...
wo meine Hände ruhen ... und meine Beine ...
und mein Herz schlägt, und das in gleichmäßig ruhigem Takt ...

Eigentlich könnte ich auch auf einer grünen Wiese liegen ... einer Wiese, die mir gefällt ... auf einer kuscheligen Decke ... mitten in der Natur ...

Schmetterlinge flattern von Blüte zu Blüte ...
Vögel zwitschern ... da klopft ein Specht: »Duck! Duck! Duck!«

7 Diese Hypnose können Sie zum Anhören abrufen auf der Seite https://www.carl-auer.de/selbsthypnose-therapie-in-eigenregie [1.2.2023].

Und in der Ferne ruft der Kuckuck: ... »Kuckuck!« ... »Kuckuck!!«

Von irgendwoher tönt das Gluckern eines kleinen Baches ...
Sein Wasser plätschert so lebendig und munter in seinem Bachbett dahin ...

Ich aber liege auf dem Rücken und schau ins Blau des Himmels ...
und vielleicht auch ... durch das Blau hindurch ...
in die unendliche Weite über mir ...
die Beine angestellt ... die Hände hinterm Kopf verschränkt ...

Ich genieße in vollen Zügen die heitere Atmosphäre ... die angenehme Temperatur ...
den milden Sonnenschein, der meine Glieder wundervoll entspannt ...
wie schön!

Der Himmel über mir belebt sich nach einer Weile ...
Schönwetterwolken, richtig schöne weiße, wolkige Wolken ... ziehen herauf ...

Und während ich mich länger in den Anblick vertiefe ...
taucht eine imposante Wolke am Himmel auf ...
schwebt genau in das Zentrum des Himmels ... schwebt genau über mir ...

Und wie ich sie so genauer betrachte, fällt mir was auf:
Diese Wolke hat eine besondere Form ... ja, die Gestalt eines Kastells ...
die Form einer Trutzburg ... aber wolkig, luftig, leicht ...
von ganz feiner Substanz ...

Mir gefällt die Vorstellung, mit dieser Wolke zu spielen:
Ich schaue sie ganz intensiv an, als ob ich sie hypnotisieren wollte ...
und ... zu meiner Überraschung ... sie beginnt zu sinken ...
sie beginnt, sich mir zu nähern ... sinkt tiefer ... sinkt ...
angenehm tiefer und tiefer ...
Und dieses Wolkengebilde öffnet unten seine Basis ...
sinkt tiefer und tiefer ... und bildet sich um mich herum ...

Ja, dieses Gebilde, rein aus Wolke, rein aus energetischer Materie, kommt auf meiner Wiese an ... jetzt ... es baut sich rund um mich herum auf ...
und was bemerke ich?
Es verleiht mir absoluten Schutz ... boah, fühlt sich das aber gut an!

Ich genieße das ... wohlig geborgen geschützt und sicher ...

Irgendwann aber stehe ich neugierig auf und möchte mein Wolkenkastell inspizieren...
meine persönliche Trutzburg ...

Sachte, ganz vorsichtig berühre ich leicht die Wände ...
sie scheinen luftig und durchlässig, filigran ...
und gleichzeitig ... kaum zu glauben, aber wahr ... haltbar und schützend ...

Auf meiner Expedition durch mein Kastell wandere durch die Räume ...
erkunde die Säle ... und entdecke dies und das ...
Und das macht mir richtig Spaß!

Irgendwann schreite ich die Treppen hinauf ... in die oberen Stockwerke ...
Und gelange auch auf eine Balustrade ... hier schaue ich mich um ...
und blicke aus dem Fenster ...
Ich trete in einen kleinen Erker und sehe hinaus ...
und betrachte von dieser Warte aus meine Burg ...
meine Burg ... mit ihren Zinnen und Türmen ... und der kleinen Fahne ...
die flattert im Winde ... und ... trägt meine Farben ...
Märchenhaft ... ich bin wie verzaubert ...

Dann gehe ich wieder hinein und entdecke noch mehr ...
wie dieses mein Kastell mich so besonders schützt ...
mein Wolkenkastell, nur für mich, mir zu Diensten ...
nur für mich sichtbar und fühlbar ... und ich mittendrin, frei, beweglich ... sicher ...

Hier kann ich frei denken ... das merke ich ... das ist glasklar ...
Ich kann frei fühlen ... das spüre ich ... wie schön ...
Ich kann frei handeln ... wie es mir richtig dünkt ...
Und ich kann mich bewegen ... springen ... tanzen ... Purzelbäume schlagen ...
und bin dabei vollkommen klar im Kopf ...

Ich schaue noch dies und jenes an ... und präge mir alles gut ein ... und weiß intuitiv ...
das Wolkenkastell trägt meinen Namen ... es heißt wie ich.

Und ebenso intuitiv weiß ich ...

immer und überall kann ich dieses Wolkenkastell bei seinem Namen rufen …
und es wird in Sekundenschnelle herunterkommen, sich um mich herum aufbauen …
und mich in den allergrößten Schutz hüllen.

Ich fühle, ich bin im Lot, in meiner Stärke …
meine Gedanken klar … mein Handlungsspielraum groß …
Ich fühle mich gut …

Ich atme über 24 Atemzüge … langsam, ruhig und tief …
und verankere damit unauslöschlich das Gefühl von Schutz, Sicherheit und Vertrauen …

So werden Schutz, Sicherheit und Vertrauen meine treuen Begleiter …
Und weitere ruhige, gelassene Atemzüge … tief und regelmäßig … vollkommen gelöst …
Und im Wissen über meine treuen Begleiter »Schutz, Sicherheit und Vertrauen« …
puste ich zart gegen mein Wolkenkastell … dreimal …

Und es hebt sich, hebt sich wie ein Luftballon, hebt sich, schwebt in die Höhe …
Und weiter und weiter nach oben … in den Himmel zurück.

Mein schützendes Wolkenkastell schwebt höher und höher, wird wieder Wolke am Himmel …
aber es scheint, der kleine Wimpel würde mir zuwinken … wie um mich zu grüßen.

Und ich liege da … die Hände hinterm Kopf verschränkt, die Beine angestellt …
ich kaue auf einem Grashalm … schmecke das Grün … höre das Summen der Bienen …
das Klopfen des Spechtes … »Duck! Duck! Duck!« … das Pfeifen eines Vogels …
und den Ruf des Kuckucks: »Kuckuck!« … »Kuckuck!«

Und dieses zweite »Kuckuck!« holt mich fröhlich wieder zurück ins Hier und Jetzt …
Und egal … wie und wo, wenn es irgendwie eng wird und das Gefühl ungut …

rufe ich mein Wolkenkastell einfach bei meinem Namen ...
und bin ... sofort in meinem Schutz.

Die Seerose

Die Seerose ist eine besondere Blume ... sie blüht bekanntlich auf dem Wasser ...
ja, sie schwebt auf dem Wasser ...
es mag sogar scheinen, als throne sie auf dem Wasser ... wie eine Königin ...

Die glänzend grünen Blätter der Seerose ... liegen dagegen lässig auf dem Wasser ausgebreitet ...
sie schwingen auf dem Wasser ... schwingen mit den kleinen Wellen hin und her ...
wie auf einem Wasserbett ... der Stängel aber läuft zielsicher durch das Wasser hinunter ...
zum Boden des Sees ... um dort seine Wurzeln dort sicher zu verankern ...

Die Seerose öffnet sich dem Sonnenschein ...
streckt ihre Blütenblätter aus ... und lässt Licht herein ...
sie geht schlafen ... sobald die Sonne sinkt ... und Schatten sie umhüllt ...

Ihre Blütenblätter sind zart und duftig ... perlmuttfarben schimmernd ... weiß-rosa ...
lassen das Licht nur gedämpft hindurch ...
und innendrin ... in ihrer Mitte ... erwartet einen dieses wunderbare goldgelbe Polster ...

So werden die Seerosen gerne von Insekten besucht ...
Libellen ... Schmetterlinge ... auch Wasserflöhe kommen ...
Die Frösche haben dort leider keinen Platz, sind auch zu schwer ...
deshalb quaken sie bedauernd ... und das Glucksen des Wassers begleitet sie dabei ...

Und ... während Sie so liegen ... und ich für Sie von eins bis neun zähle ...
lehnen Sie sich gemütlich zurück ... gut so!

Eins ... ganz gemächlich ... in aller Ruhe ...
zwei ... Schritt für Schritt ... nach vorne schlendernd ...
drei ... nach vorne atmend ...
vier ... nach vorne schauend ...
fünf ... nach vorne denkend ...
sechs ... nach vorne planend ...
sieben ... und das mit Selbstvertrauen ...
acht ... mit stabilen Schritten ...
neun ... auf Ihre eigene ganz persönliche Art ...
So kommen Sie an Ihren romantischen See ... an Ihren Seerosensee ...

Das Wetter ist schön ... die Frösche quaken weiter vor sich hin ...
die Insekten summen geschäftig ... und irgendwo klopft wieder Specht ...
ruft auch der Kuckuck ... und Ihr Auge schweift über den See ... voller Gefallen ...
und alsbald erfasst es dabei eine besonders schöne Blüte ...
und Sie wissen sofort ... innerlich fast jubilierend ...
Ja, das ist sie: »Das ist meine Blüte!«

Und inzwischen wissen Sie ja, in hypnotischer Trance ist vieles möglich ...
Und ... deshalb ... nur drei magische Atemzüge ... jetzt ... gut ... eins ... zwei ... drei ...

Und Sie träumen sich diese Blüte herbei ...
und träumen sich einfach in sie hinein ...
landen da ... wie durch Zauberhand ... mittendrin ... auf ihrem gelben Polster ...

Noch sind ihre Blütenblätter weit geöffnet ... die Sonne strahlt hell und warm herein ...
Und der Himmel leuchtet hell und blau über Ihnen ... und es ist ganz und gar gemütlich ...
Genau richtig für Sie!

Sie nehmen eine bequeme Haltung an ... und lassen es sich einfach gutgehen ...
wie auf einer Luftmatratze ... ein wenig schaukeln ... das Wasser schwappt ...
ein wenig treiben lassen ... und sich doch gehalten fühlen ...
Und Sie genießen den Wind ... die Sonne ... die Wärme ... den Geruch des Wassers ...

und fühlen sich einfach nur noch wohl ...

In der Ferne spielt leise Musik ... für Sie vielleicht?

Und können Sie unterscheiden, ob es Ihre Seerose ist ...
die den angenehmen Duft verströmt ... oder ist es eine andere Blume?

Sie sinken angenehm ... und fühlen sich fast schon heimisch ...

Und jetzt probieren Sie etwas aus:
Die Blütenblätter Ihrer Seerose können sich nämlich ... auf Ihr Geheiß hin ...
über Ihnen schließen ... egal, ob die Sonne scheint oder es regnet ... Tag ist oder Nacht ...
immer, wenn Sie es wünschen ... weil es Ihnen ein gutes, sicheres Gefühl gibt ...
können sie sich schließen ... und einen wunderbaren geschützten Raum bilden ...

Das Licht dringt dann nur gedämpft herein ...
wie unter dem Dach eines luftigen Baldachins ...
das Klopfen des Spechtes ... das Rufen des Kuckucks ... das Summen der Insekten ...
was auch immer ... alles nur noch gedämpft ...
auch das Schaukeln ... nur noch zu ahnen ... spüren Sie's?

Und Sie in einer Art von wunderbarem Kokon ... wie auf einem goldgelben Teppich ...
und mit den zartrosa Blütenblättern ... die sich so sacht geschlossen haben um Sie herum ...
und Sie wie in einem wunderbaren Raum ... in sanftem Licht ... in Friedlichkeit ...
egal, ob draußen ein Gewitter aufzieht ... der Regen prasselt ...
ein Hund bellt ... oder was auch immer los sei ...

Sie ... hier ... auf dem goldgelben Teppich des Blütenbodens ...
und abgeschottet durch die zarten Blütenblätter ...
sind vollkommen sicher geschützt ...
in vollem Selbstvertrauen ... atmend ... träumend ... genießend ...

Und ich weiß nicht ... wie Sie das machen ... ob mit einer Fernbedienung ...

oder einem Codewort ... wenn Sie wieder ein bisschen mehr den Himmel sehen möchten ... drücken Sie auf die Fernbedienung ... sprechen das Codewort aus ...
oder was auch immer es sei ...
und die Blütenblätter öffnen sich zart ... erst oben an den Spitzen ...
Sie können erst mal so ein Stückchen vom Himmel sehen ...
das Blau ... vielleicht auch ein Grau ...
oder vielleicht ist inzwischen sogar Nacht ... tiefblau?

Sie probieren es jetzt aus ... Sie können es auch weiter öffnen ... machen Sie mal! ...
und weiter ... und mal prüfen ... wie Sie sich fühlen ... wie immer es auch draußen sei ...
genau so, ja! Hmm!

Und auch andersherum ... können sich die Blütenblätter wieder aufrichten ...
ihre Spitzen zueinanderneigen ... sich schließen ...
und diesen wunderbaren Schutzraum für Sie geben ...
sehr zart ... aber hundertprozentig in seiner Funktion ...

Sehr gut ... sehr schön ... Sie experimentieren ...
öffnen die Blüte ... schließen Sie wieder ...
wie eine Jalousie mit Fernbedienung ...

Wenn Sie es brauchen ... schließen sie Sie ...
und wenn Sie es nicht brauchen ... öffnen sie Sie ...

Und jetzt überprüfen Sie noch einmal ... wie es sich anfühlt, wenn sie geschlossen ist ...
Sie schließen sie ... wie fühlt es sich an?
Sicher ... kraftvoll ... voller Selbstvertrauen ... voller Mut und Gleichmut ...
stimmt's? Gut!

Und jetzt behalten Sie das alles in sich und für sich ... mmh ...
so schön ... energievoll und stabil ...
lassen sich die Blätter wieder öffnen ...
und verbleiben in dem guten, kraftvollen Gefühl ... genau ...

So probieren Sie sich mit Ihrer Seerosenhypnose immer wieder neu aus ...

und mit der Zeit ... und nachdem Sie viele Male die Blüte besucht haben ...
sind Sie ganz routiniert ... und es wird so sein, dass Sie sie nur noch zum Genießen ...
und Schaukeln und Wohlfühlen aufsuchen ...

Denn der Schutz ist längst in Ihnen verankert ...
der ist ein festes Element in Ihnen geworden ...
aber Sie tanken wohlig auf ... in dem herrlich gedämpften Licht ...
mit der unsäglichen Ruhe ... und Friedlichkeit ...
auf dem wunderbaren, goldgelben Blütenboden ...
und ... dem zauberhaften Duft in Ihrer Nase ...

20. Die Farbe des Meeres

Zur Erholung, ebenso wie zur Krönung Ihrer Erfahrungen mit Selbsthypnose, sinken Sie jetzt verdientermaßen in wunderbar wohltuend entspanntes Sein. Sei es in die Farbe des Meeres oder in das goldgelbe Polster der Seerose. Genießen Sie einfach nur noch!

Tiefblaue Ruhe

Ziel: Tiefe Entspannung, auch zur Schlafanbahnung

Eine tiefe ... entspannende ... wohltuende Hypnose für mich ...
um zur Ruhe zu finden ... um ins Gleichmaß zu sinken ... in atemgleiche Ruhe ...
um abzutauchen ... tiefer ... als tief ...
so erholsam tief, wie ich es mir schon lange gewünscht habe ...
schon lange ersehnt ... und jetzt gelingt.

Ich atme ruhig ... und regelmäßig ...
und sehe vor meinem inneren Auge das Wort »*RUHE*« in großen Lettern geschrieben ...
das Wort »*RUHE*« in angenehmen Tönen ...
in schönen Schriftzügen und mit schon beruhigender Ausstrahlung ...

Und ganz von selbst ... strömt das Wort ...»*RUHE*« ... beim Einatmen in mich herein ...
Und ganz von selbst ... kommt beim Ausatmen das Wort ... »*RUHE*« ... in mir zum Klingen ...

Einatmen ... Ruhe strömt in mich ein ...
und Ausatmen ... Ruhe erklingt ...
Einatmen ... Ruhe strömt in mich ein ...
und Ausatmen ... Ruhe erklingt ...
Einatmen ... Ruhe strömt in mich ein ...
und Ausatmen ... Ruhe erklingt ...
Und mit dieser Ruhe ... so ganz ohne Mühe ...
sinke ich mit jedem Ausatmen tiefer und tiefer ... in gelassenes Sein ...

Und dieses gelassene Sein hat eine wundervolle Farbe ... wohl die Farbe des Meeres ...

und da sinke ich hinein ... leicht und frei ... tauche ein ... warm und schwer ...
fühle ein Schweben und Sinken ... ein Treibenlassen und Dahingleiten ...

Einfach dahintreiben ... in dieser wundervollen Farbe ... tiefer, tiefer ...
dahingleiten ... in diesem wundervollen Blau ... sich ausbreiten in Wohlgefühl ...
die Atmung von alleine fließen lassen ... das Herz von selbst pumpen lassen ...
und dieses herrlich rote Blut durch meine Adern strömen lassen ...
voller Vertrauen ... selbsttätig ... alles wie von der Natur vorgegeben ...

Und irgendwo ...
die Sonne mit ihrem goldenen Strahlen ...
die Sterne mit ihrem leuchtenden Glitzern ...
der Mond mit seinem silbernen Schimmern ...
und ich tief und tiefer in Ruhe ... ein Floaten im ewigen Sein ...

So schön, so beruhigend ... so erholsam ... so tief entspannend ...
und ich tauche tiefer und tiefer ein ... so weit es mir gefällt ...
so tief, wie ich mag und es mir guttut ...

Ich spüre immer mehr Ruhe ... angenehme Ruhe ... einfach sinken ...
einfach treiben lassen in aller Gelassenheit ... in der Farbe des Meeres ...
in dem sich die bunten Fische tummeln und geruhsam an mir vorübergleiten ...
und tiefer tauchen ... um die Seeanemonen zu begrüßen ...
und einen Besuch abstatten ... in einer so ganz anderen Welt ...
geheimnisvoll ... voller Zauber und süßer Träume ...

Und es mag ein bisschen wie Schlaf sein oder sogar mehr als Schlaf sein ...
dieses tiefe Erholen, dieses schöne Träumen in schönen Farben ... in friedvollem Sein ... dieses feine Unterwasserknistern ...
tiefer als tief ... eintauchen ... und entspannt ... jetzt!

Jeder einzelne Teil meines Körpers kann sich ganz wunderbar erholen ...
wunderbar gelöst ... wunderbar entspannt ... herrlich warm durchblutet ...

Ich tauche tief ab ... sinke bis auf den Grund der tiefsten Erholung ...

und fühle den Halt unter mir und die vollkommene Befriedung meines Seins ...

Die Ruhe im Körper ... die Ruhe in der Seele ... und die Ruhe im Geist ... einfach loslassen ... einfach loslassen und wissen, dass alles in Ordnung ist ...
Sehr schön ... sehr gut.

Und vielleicht höre ich dieses feine Unterwasserknistern ...
Oder Sphärenmusik ...
Vielleicht auch eine ganz zarte Melodie, nur für mich gespielt ...
Tiefe Ruhe ... tief ersehnt und jetzt tief erfüllt ...

Und ich sehe mich in dieser wundervollen Farbe ruhen ...
mit gelöstem Gesicht, wunderschön entspannten Zügen ...
ruhig atmenden Lungen ... ruhig schlagendem Herz ... ruhig arbeitenden Organen ...
gelösten Gliedmaßen ... in tief befriedetem Sein ...
muntere Fische umrahmen meine Gestalt ... ein wunderschönes Bild ...
und das prägt sich tief in mir ein ...

Mit diesem Bild komme ich in tiefe Erholung ... in tiefen Schlaf ...

Immer, wenn es mich verlangt nach dieser tiefen Ruhe ...
siehe ich wieder das geschriebene Wort »*RUHE*« vor mir, atme es ein ...
und lasse es beim Ausatmen in mir erklingen ...
Ich spüre das Sinken in die Farbe des Meeres ...
und begegne den bunten Fischen ... tauche tief mit ihnen bis zu den Seeanemonen ...
sinke bis tief auf den Grund ... und erhole mich tief ...

Erst wenn ich mich genug erholt habe ... ausreichend geschlafen habe ...
ist es Zeit zur Rückkehr ... und ich steige auf ... und wende mich dem Leben zu.

Ein paar abschließende Worte: Blumen pflücken während der Fahrt erlaubt

Nun sind Sie ans Ende des Buches gelangt. Wie fühlen Sie sich? Haben Sie sich bei der Lektüre Zeit gelassen und die poetische Welt der Hypnose auf sich wirken lassen? Oder haben Sie das Buch mit Volldampf durchgearbeitet?

Volldampf bringt uns meist zielstrebig und zügig voran, Schnelligkeit verspricht Erfolg. Doch öfter als wir meinen, könnten wir langsamer rollen, dabei weniger Dampf ausstoßen und die Schienen des Lebens ruhiger unter uns hergleiten lassen. Mit diesem Buch lernen Sie, in sinnvollem Maß zu entschleunigen. Durch Denkanstöße, Bilder, Assoziationen und vorsichtige Botschaften an die unbewusste Instanz verändern Sie wie im Traum untaugliche innere Muster, öffnen Sie Ihre Bezugsrahmen, erweitern Sie Ihren Handlungsspielraum, um mit mehr innerer Ruhe gleichzeitig produktiver zu werden oder vielleicht auch zu gesunden. Obwohl Sie mit den vorliegenden Texten und Übungen aktiv werden, fühlt sich dies erstaunlicherweise nicht wie Arbeit an, sondern wie ein schönes Spiel. Genussvoll können Sie immer wieder Ihren hypnotischen Raum aufsuchen, darin Visionen entwickeln und sich Neues erobern, und sei es der Besitz Ihrer selbst. Vielleicht beobachten Sie plötzlich an sich selbst, dass Sie sich nicht nur öfter vertrauensvoll zurücklehnen, sondern auch Ihre inneren Glaubenssätze und Lebensmottos in neue Worte fassen. Aus Abwertung wird Aufwertung, aus Druck gesunder Ansporn, aus Verbot Erlaubnis.

Es war einmal ... als während beschaulicher Fahrt in der Zillertalbahn wie auch in der Sylter Inselbahn ein Emailleschild im Abteil hin- und herbaumelte. Zum vermeintlichen Schutz des Fahrgastes stand darauf geschrieben: *»Blumen pflücken während der Fahrt verboten.«* Aber, wenn das Tempo schon so beschaulich und ruhig ist, wie verlockend ist es dann, innezuhalten, den Duft von Blumen einzuatmen, den kleinen Bach rauschen zu hören und die warme Sonne auf der Haut und den frischen Wind in den Haaren zu spüren! Erfrischt, aufgetankt mit neuen Ideen, geerdet und im Lot nimmt das Leben sodann schwungvoll wieder Fahrt auf. Es weht ein anderer Wind, der Bewegung, Gefühle und Gedanken befreit. Hier darf gelten: *»Blumen pflücken während der Fahrt erlaubt!«*

Über die Autorin

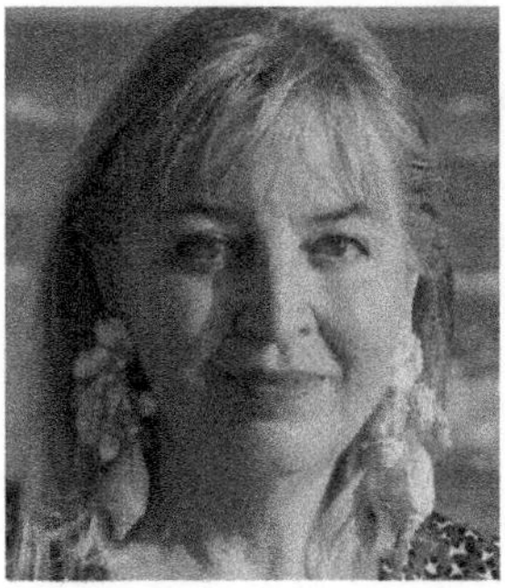

AGNES KAISER REKKAS, Dr. rer. biol. hum., Diplom-Psychologin, Psychologische Psychotherapeutin, Physiotherapeutin; Zertifikat in Systemischer Therapie und Klinischer Hypnose; assoziiertes Vorstandsmitglied, Dozentin und Supervisorin der Deutschen Gesellschaft für Hypnose und Hypnotherapie (DGH), Leiterin des Fortbildungszentrums Süd. Internationale Lehr- und Forschungstätigkeit, Autorin von wissenschaftlichen Publikationen und Fachbüchern, u. a. *Die Fee, das Tier und der Freund. Hypnotherapie in der Psychosomatik* (5. Aufl. 2021), *Im Atelier der Hypnose. Entwurf, Technik, Therapieverlauf* (4. Aufl. 2016), *Der Bär fängt wieder Lachse. Ideomotorische Arbeit in klinischer Hypnose und Hypnotherapie* (2. Aufl. 2016), *Hypnose und Hypnotherapie. Manual für Praxis, Fortbildung und Lehre* (2. Aufl. 2022) und *Die poetische Sprache der Hypnose. Therapeutisch wirksame Trance in ihrer sinnlichsten Form* (2020); zahlreiche Audioproduktionen.